Face à
celui qui meurt

Patrick Verspieren

Face à celui qui meurt

Euthanasie
Acharnement thérapeutique
Accompagnement

Temps et contretemps

DESCLÉE DE BROUWER

76 bis, rue des Saints-Pères, 75007 Paris
ISBN 2-220-02524-1

Avant-propos

«De quoi avez-vous peur? C'est moi qui meurs.» Ainsi s'exprimait une jeune fille atteinte d'une grave maladie, dans une lettre adressée à ses infirmières[1]. Cette jeune malade avait raison. La conscience chez autrui de l'approche de sa mort suscite chez beaucoup d'entre nous un profond émoi, sinon même le désir de fuir. Il se peut que tout au long de notre vie, cette peur nous accompagne et que toute nouvelle rencontre d'un grand malade la fasse à nouveau surgir. Mais – là réside la question majeure – trouble-t-elle notre jugement et perturbe-t-elle notre agir? Ou bien, avons-nous appris à vivre avec elle de telle façon qu'elle ne nous empêche pas de soigner ou d'accompagner les grands malades, de répondre à leurs besoins et appels, et d'inventer, chacun à notre place, les chemins de l'humanisation des derniers moments de la vie?

Quels sont ces chemins? Ici s'opposent les opinions les plus contradictoires. Au nom du «respect de la vie»

1. On trouvera de larges extraits de cette lettre p. 167 et 168.

ou du «droit à la mort douce», les uns recommandent et d'autres combattent avec énergie soit «l'opiniâtreté thérapeutique», soit le recours à «l'euthanasie», soit les deux successivement. Mais ces termes eux-mêmes sont devenus profondément ambigus. Si bien que la plupart des débats qui, de temps à autre, surgissent en France, ne font pas apparaître où se situent les principales divergences; et surtout ils n'aident pas à affronter les difficiles problèmes posés par le développement de la médecine moderne. Sans un travail de clarification, nous risquons d'être enfermés dans des dilemmes insolubles ou même, si nous avons à prendre des décisions au nom de grands malades, chargés de sentiments de culpabilité déplacés.

Il m'a été donné de participer à un tel travail depuis une dizaine d'années. Arrivé en 1967 au Centre Laennec[2], lieu de rencontre d'étudiants en médecine, il m'a fallu découvrir un univers qui ne m'était pas familier; pas plus qu'aux étudiants commençant leur formation. Nous avons partagé nos interrogations et essayé ensemble de comprendre les convictions, les comportements, les difficultés, les questions des professionnels de la santé. Et nous avons constaté l'existence de grandes divergences. Selon que nos interlocuteurs étaient médecins ou infirmières, avaient tel ou tel mode d'exercice ou travaillaient dans des services hospitaliers différents, les réponses n'étaient pas les mêmes... au sujet de problèmes analogues. Où donc étaient le bien du malade et la voie du respect de l'homme? Il s'imposait de mener une réflexion éthique approfondie.

Ainsi naquirent les conférences-débats du Centre Laennec, avec l'aide des anciens de ce centre, d'autres médecins, d'infirmières et de psychanalystes. Le docteur Raymond Nedey, réanimateur à l'hôpital Foch, nous a marqués par sa sagesse et son humanité. En 1974, nous découvrions les premiers écrits publiés en France d'Eli-

---

2. 12, rue d'Assas, 75006 Paris.

sabeth Kübler-Ross, l'année suivante nous visitions à Londres un centre pilote de traitement de la douleur, Saint-Christopher's Hospice et faisions la connaissance des docteurs Cicely Saunders et Thérèse Vanier. Cela représenta pour nous des apports d'une valeur inestimable renouvelant les problématiques de l'acharnement thérapeutique, du traitement de la douleur et de l'euthanasie. Ensuite nous avons rencontré les docteurs Ginette et Emile Raimbault, Maurice Abiven, Michèle Salamagne, Balfour Mount, le Père Philippe Deschamps, et bien d'autres dont il est impossible d'énumérer ici les noms. Puis, quittant le Centre Laennec, je participai à d'assez nombreux colloques réunissant des professionnels de la santé.

Ce livre est donc né de rencontres. Il s'est élaboré au fil des ans, sous forme d'articles parus dans les revues *Laennec, Etudes* et quelques autres. Le présent ouvrage les reproduit, les coordonne, les remanie ou les complète.

Je tiens à exprimer ma reconnaissance à tous ceux qui sont évoqués ci-dessus, et tout spécialement aux présidents successifs du Centre Laennec; sans eux ce livre n'aurait pu être écrit. Je dois beaucoup également aux quelques malades avec lesquels j'ai pu nouer cette relation qu'on nomme aujourd'hui «accompagnement». Les ai-je un peu soutenus dans leur épreuve? Je l'espère. Eux, en tout cas, m'ont beaucoup apporté en m'appelant à vivre avec eux une période de nos vies d'une particulière densité.

A Paris, le 17 juillet 1984

PREMIÈRE PARTIE

L'acharnement thérapeutique

1. Quand l'effort médical n'aboutit qu'à prolonger la souffrance...

Quel est le médecin qui n'a pas ressenti un goût d'amertume, ou même un profond scepticisme au sujet de la médecine qu'il pratique, quand il constate que tous ses efforts, où il a donné le meilleur de son temps et de lui-même, n'ont abouti qu'à prolonger vainement les souffrances de ses patients? Alors naît une interrogation : Cela valait-il la peine?*

Cette interrogation risque souvent d'être refoulée grâce à des arguments péremptoires : appel est fait aux cas multiples de ces hommes encore jeunes qu'on a «rattrapés par les cheveux», de ces femmes qui, acueillies dans un état désespéré, ont été rendues à leur famille et à leurs enfants après des mois de lutte acharnée.

Et pourtant... N'est-ce pas évacuer trop vite la question que de répondre ainsi? N'y a-t-il pas aussi des cas où le médecin doit savoir s'incliner devant la mort qui fait déjà son œuvre, où il serait préférable qu'il consacre ses

---

* Publié dans *Laennec*, avril, 1973.

efforts à soulager et non plus à combattre? N'y a-t-il pas des cas où la lutte contre la mort devient non plus respect de la vie, mais acharnement de celui qui refuse la mort?

Questions extrêmement délicates! Le développement des techniques médicales, et notamment de la réanimation, les pose de plus en plus souvent. Un abord de ces interrogations – angoissantes – est de plus en plus nécessaire. Pour commencer à les poser, nous publions ci-dessous un échange de lettres.

Voici d'abord le texte d'une lettre reçue au Centre Laennec, en décembre 1972 :

Une expérience récente et particulièrement douloureuse – le décès de notre mère, âgée de 78 ans, à l'hôpital – nous fait un devoir de conscience de vous exprimer un certain nombre de réflexions en même temps que nos protestations.

Notre mère allait quitter l'hôpital, bien rétablie d'un O.A.P., lorsqu'une malencontreuse rectoscopie a fissuré le sigmoïde, fait révélé par une opération trois jours plus tard. La péritonite, déjà étendue, n'a pu être enrayée et les symptômes d'une mort prochaine apparaissaient le lendemain de l'opération.

Nous n'en voulons pas aux médecins pour des erreurs ou des maladresses, pour regrettables qu'elles soient. Hélas! elles sont humaines et nous n'ignorons pas les risques du métier.

Mais nous ne pouvons admettre que, sous prétexte de respect de la vie, on prolonge par principe et de façon systématique, les jours d'un mourant quand c'est aux prix de souffrances supplémentaires, sans espoir de miracle et contre le vœu formel de l'intéressée.

En effet, notre mère, qui avait frôlé la mort plusieurs fois, acceptait cette éventualité et nous disait encore cet été avec véhémence : «Je n'ai pas peur de la mort naturelle, mais je ne veux pas qu'on me prolonge avec des appareils qui vous forcent à respirer et usent tous vos organes jusqu'à l'extrême limite. »

Or, nous l'avons vue littéralement suppliciée, ne pouvant plus parler, attachée, très consciente malgré ses 40° 5 et un masque de souffrance indicible nous criait : « Arrachez-moi tout cela et laissez-moi mourir en paix ! »

Nous ne pouvons accepter que, dans un hôpital, un malade soit la chose de services plus ou moins anonymes, à responsabilité diluée, que la famille soit seulement tolérée, et qu'une réanimation soit considérée par tous : médecins, infirmières, religieuses, comme « obligatoire ».

Si la loi française respecte le testament d'une personne en ce qui concerne ses biens, la morale médicale a-t-elle le droit d'ignorer la volonté d'un malade en agonie, en un mot de faire violence à un mourant ?

Quand il s'agit de réanimer un mourant, particulièrement un vieillard au cœur fragile, ne serait-il pas normal que la famille soit consultée, honnêtement et clairement ? – En effet, le vocabulaire technique ne doit pas masquer la réalité concrète des choses.

La famille doit pouvoir choisir, en connaissance de cause, les risques et les chances d'un traitement.

Nous avons peur de la généralisation de ce procédé et nous voudrions que notre témoignage évite à d'autres d'en être les victimes, dans des conditions analogues ou pires.

Veuillez agréer, Monsieur, l'expression de nos sentiments distingués.

Ses Enfants.

M.-M. R. (Villeurbanne),
B. R. (Valence),
G. R. (Tournon),
M et Mme B. (Saint-Dié).

Notre réponse :

Ayant reçu hier votre lettre, j'ai pu la montrer au président actuel du Centre Laennec et à plusieurs médecins. Notre réaction unanime est qu'il est impossible de porter un jugement sur le cas que vous évoquez et qui vous touche de si près : Quelle était la forme de cet O.A.P., pourquoi cette rectoscopie, quel était l'état de santé antérieur de votre mère, quelles méthodes de réanimation ont été employées, et à quel moment? Tout cela ne peut se dire dans une lettre.

Mais votre lettre pose cependant une question très réelle. Recevant dans son service un malade, le plus souvent un médecin hospitalier mettra en œuvre tous les moyens dont il dispose, pour sauvegarder ou prolonger la vie de son malade. C'est une réaction instinctive; le poids de la souffrance qui en résulte pour le malade et sa famille n'est parfois (peut-être même souvent?) pas envisagé. Cette attitude porte souvent des fruits : combien de malades ont été ainsi arrachés à la mort par une action rapide et compétente de médecins hospitaliers et notamment de réanimateurs! Cependant, nous sommes tout à fait d'accord avec vous, une généralisation de cette attitude peut conduire à des attitudes inhumaines. Le malade ne serait plus alors un sujet responsable de lui-même, mais se trouverait réduit à l'état d'un objet livré à une organisation impersonnelle.

Le principe du respect de la vie, qui est à la base de la déontologie médicale, est vécu trop souvent de façon matérialiste : il se trouve réduit au désir de prolonger la vie du plus grand nombre possible de jours et de nuits. Est-ce alors respecter la personne humaine, sa souffrance, son désir peut-être légitime de remettre sa vie entre «les mains de son créateur»?

Une question nouvelle, née du développement des techniques de réanimation, se trouve désormais posée. Il est urgent que les médecins en deviennent conscients; certains le sont, je m'en porte garant, mais pas tous. Il est donc important que soit créé un climat où cette question puisse être abordée et débattue avec le maximum de sérénité; car cette question est très angoissante, tout médecin est mû par la volonté de faire tout son possible pour retarder l'échéance de la mort; ne pas poser certains gestes, c'est accepter positivement l'œuvre de mort qui s'accomplit; c'est une décision qui engage la responsabilité d'un médecin; et cette responsabilité est certainement très lourde à porter.

Pour que la question que vous posez soit entendue du plus grand nombre possible de médecins et d'étudiants en médecine, nous nous proposons de publier votre lettre dans notre journal. D'autre part, nous avions déjà l'intention d'organiser un débat dans cette ligne dans les derniers mois de l'année 1973.

A l'intérieur de l'Eglise, la question que vous posez a déjà été abordée; déjà Pie XII reconnaissait que si tout homme a le devoir de procurer à son prochain tous les soins «ordinaires» dont il est redevable, il n'est pas tenu à employer sans réflexion les «moyens extraordinaires» créés par la technique moderne. La réflexion commencée par Pie XII est à poursuivre. Les termes mêmes «ordinaires» et «extraordinaires» ne correspondent peut-être plus à la réalité d'aujourd'hui[1]. Mais je pense que Pie XII ouvrait la voie à une réflexion sur l'humanité de l'exercice de la profession médicale et de l'emploi de moyens douloureux, angoissants, dangereux, de thérapeutique.

Permettez-moi de vous exprimer toute ma sympathie à l'intérieur de l'épreuve que vous traversez, et veuillez recevoir l'expression de mes sentiments dévoués.

---

1. On trouvera plus loin dans ce livre la proposition d'un autre langage. Cf. notamment, dans le chapitre 10, la réflexion menée sur «L'abstention de moyens thérapeutiques», p. 145-147.

2. Respecter la vie, accepter la mort.

Après avoir interrogé des dizaines et des dizaines de médecins, réanimateurs ou non, d'infirmières, d'anciens malades, de familles de malades, après avoir lu nombre d'articles et publications se rapportant de près ou de loin au sujet, force m'est de reconnaître l'extrême complexité de la question des limites de la réanimation, et d'une façon plus générale des limites de l'emploi des techniques lourdes de la médecine moderne. Car les questions les plus diverses se mêlent et s'entrecroisent. Telle réanimation peut, au bout d'un certain temps, apparaître comme abusive; qui aurait pu cependant décider de s'abstenir de l'entreprendre? Qui peut s'arroger un pouvoir touchant la vie et la mort d'un de ses semblables, alors que l'individu concerné est le plus souvent réduit au silence, ou tout entier sous le coup d'une phase aiguë de sa maladie? Et selon quels critères prendre une décision? Peut-il y avoir des critères généraux, vu l'extraordinaire diversité des situations?*

* Ce chapitre est extrait, avec quelques remaniements, de *Laennec*, printemps 1974.

A ces questions, qui peut répondre? Qui pourra faire le partage entre ce qui est comportement humain et ce qui n'est qu'activisme thérapeutique, obstination aveugle, refus de la réalité de la mort? Lorsqu'on se tourne vers ceux qui font profession d'enseigner l'éthique, le plus souvent ils se récusent : «Mon incompétence m'interdit de vous donner sur le problème qui m'est soumis un avis véritablement motivé», répondait le professeur Jankélévitch à une question proche de celle que nous abordons ici. Comment, en effet, bâtir une éthique de la réanimation sans connaître celle-ci, ses moyens, ses risques et son poids?

Le médecin, lui, est plus au fait de cette réalité. Mais est-il formé à une réflexion éthique? Son activité l'ouvre-t-elle ou le ferme-t-elle à la compréhension de ce que vit le malade? Ne risque-t-il pas d'être pris au piège de la logique de sa technique? Tel est du moins l'avis de certains : «Sous prétexte de respecter la vie, les médecins s'arrogent le droit d'infliger aux êtres humains n'importe quelle torture et toutes les déchéances. C'est ce qu'ils appellent faire leur devoir[1].» «Le pouvoir grandissant reconnu aux médecins en cette matière n'est-il pas exorbitant? Est-il légitime, par exemple, de les renvoyer à leur seule conscience lorsqu'il s'agit, avant tout, de la mort d'un autre[2]?»

L'impossible indifférence

Malgré toutes ces difficultés, je voudrais m'essayer ici à tenir un langage relativement serein; ce qui n'est pas facile, car sur un sujet pareil, qui concerne la vie et la mort d'autrui, il est impossible de ne pas être impliqué :

1. Simone de Beauvoir citée par le professeur Cotte dans sa communication au 4e Colloque de Besançon : «Le droit à la mort», p. 1.
2. Bruno Frappat, *Le Monde*, 22 janvier 1974, p. 20.

cela concerne aussi notre vie, notre mort, la souffrance qui sera peut-être la nôtre.

Ceux qui ont pour vocation ou pour métier de parler de la profession des autres, en l'occurrence de la profession médicale, qu'ils soient journalistes, théologiens, moralistes, ont la plupart tendance à l'heure actuelle à prôner l'abstention thérapeutique aux derniers moments de la vie. Car les techniques médicales séduisent ceux qui ne les connaissent pas, mais en même temps les effrayent dans la mesure où ils craignent d'être soumis à elles. Particulièrement significative est l'attitude de nombreux prêtres qui reviennent horrifiés de l'hôpital où ils ont été visiter un grand malade, au souvenir des flacons suspendus, et des tuyaux pénétrant dans le corps du malade. Ils voient facilement partout expérimentation, acharnement, inhumanité. Cette attitude témoigne peut-être surtout de leur propre peur d'être un jour livrés au pouvoir d'un autre, de leur crainte de la souffrance, de leur angoisse devant la mort.

Le médecin, lui, aura plutôt tendance à prôner l'activité thérapeutique; mais paradoxalement ses motivations sont peut-être les mêmes; il n'y a pas de raison, en effet, que son angoisse devant la mort soit moindre. Laissons ici la parole à quelques membres de la profession : «Pour un médecin digne de ce nom, la mort d'un malade ne peut être vécue sur le plan affectif que comme une frustration, et sur le plan professionnel, que comme un échec[3].» «Même si nous n'en avons pas conscience, l'angoisse est toujours présente en nous au chevet d'un mourant. Cette angoisse dépend de plusieurs causes : d'abord l'angoisse propre du malade et celle de l'entourage, ensuite le sentiment de notre impuissance – d'autant plus cruel que la profession médicale exalte habituellement notre désir inconscient de toute-puis-

3. M. Porot : «Le médecin face au mourant», dans *Psychologie médicale,* tome 5, n° 3, 1973, p. 55.

sance –, enfin notre identification à l'un des protagonistes du drame[4].» «Or l'angoisse ne peut être acceptée et vécue passivement, avec indifférence. Elle suscite toujours des mécanismes de défense... Parmi ceux-ci prend place un certain activisme thérapeutique, choquant pour tout autre que le médecin, par la disproportion qui se manifeste entre l'importance des moyens mis en œuvre et le caractère dérisoire du résultat escompté. Le médecin éprouve le besoin de se persuader que tout ce qui pouvait être fait a été fait; plus il a de moyens à sa disposition dans la lutte contre la mort, plus il se croit tenu de les utiliser, moins il accepte les limites de sa puissance[5].»

Personne, donc, sur de tels sujets, ne peut se prévaloir d'une totale indifférence. On pourra toujours soupçonner le médecin de chercher des justifications à son attitude, et celui qui est étranger au corps médical, de manifester sa peur d'être soumis à la médecine, à la maladie, à la mort. Les réflexions qui suivent n'échappent pas à cette loi; elles sont donc soumises à la critique du lecteur, qui lui-même est invité à s'interroger sur les raisons de ses propres réactions.

Un principe unique : le respect de la vie?

On entend parfois dire qu'il y a en médecine une règle unique qui doit orienter la décision devant toute mort menaçante : «Pour chaque malade, le médecin se doit de ne négliger aucun moyen qu'il juge en son âme et conscience susceptible de prolonger, fût-ce d'une seconde, la vie de celui qui s'est confié à lui. Il n'y a dans cette règle aucune ambiguïté[6].» Ce discours a l'avantage d'être sim-

4. A. Bourguignon : «Le médecin face à la mort du vieillard», dans le même numéro de *Psychologie médicale*, p. 155.

5. L. Cotte, «Le droit à la mort», 4e Colloque de Besançon, 1974, p. 6.

6. J. Dausset, J. Crosnier et J.-N. Muller dans *Nouvelle Presse médicale*, tome 3, nº 1, 5 janvier 1974.

ple, clair, rassurant, et d'avoir l'apparence de découler tout logiquement du principe sur lequel repose toute notre civilisation : le respect de la vie.

On en restera, dans ce chapitre, au niveau auquel s'en tient le discours précédent, celui de l'abstraction des principes. On peut d'abord remarquer que c'est une conception singulièrement matérialiste que celle qui consiste à assimiler purement et simplement respect de la vie et prolongation de celle-ci à tout prix. D'autre part, il serait indû, lors d'une décision médicale, de ne prêter attention qu'à ce seul principe du respect de la vie.

Le respect des droits du malade

Le médecin a, en effet, d'abord et avant tout à respecter les droits du malade qui lui est confié :

«Les droits et les devoirs du médecin sont corrélatifs à ceux du patient. Le médecin n'a pas à l'égard du patient de droit séparé ou indépendant; en général, il ne peut agir que si le patient l'y autorise explicitement ou implicitement, (directement ou indirectement)[7].»

Or, l'homme n'est pas obligé de réclamer ou d'accepter n'importe quelle thérapeutique onéreuse, douloureuse ou mutilante. Toute thérapeutique, ne l'oublions pas, a des côtés négatifs. Ceux de la réanimation sont particuliers. On ne sait pas toujours, en entreprenant une réanimation, quelle en sera la rançon pour le malade : somme de souffrances chaque jour renouvelées jusqu'à l'épuisement total, infirmité insupportable, ou seulement les exigences d'un traitement conduisant finalement à la guérison sans séquelle. Remarquons que le médecin a le plus souvent tendance à minimiser, sinon même à nier, le poids des souffrances physiques et mora-

7. Pie XII, «Problèmes médicaux et moraux de la réanimation», *Documentation catholique*, 22 décembre 1957, colonne 1609.

les du malade de service de réanimation. Le bruit, l'éclairage, le manque de sommeil, les prélèvements incessants, la dépendance extraordinaire de celui qui est ventilé, nourri, épuré artificiellement, bras et jambes souvent immobilisés, l'agitation du personnel autour des autres malades, et au terme de cela un risque non négligeable d'une survie grevée de lourds handicaps : cette «mise», c'est le malade qui la paye. Il est parfois en droit de la refuser.

Disant cela nous restons dans l'abstraction, car nous parlons ici de «droits» du malade; il faudra en venir ultérieurement à la question plus concrète de la «volonté» du malade et de la façon dont elle peut s'exprimer. Mais il importe de rester ainsi quelque temps dans le domaine des principes abstraits, pour voir les limites de cet autre principe abstrait, celui du respect de la vie.

Si le médecin a parfois à s'opposer à la famille ou à la société pour faire triompher les droits du malade, il ne peut se prévaloir directement d'aucun droit sur lui. Il n'a pas à le soumettre à une règle froide et impersonnelle; il ne peut que défendre les droits de celui qui s'est confié à lui. Or parmi ceux-ci, il faut prendre en considération le droit à ne pas subir certains traitements, lorsque la «mise à payer» apparaît trop lourde en face des résultats escomptés.

Il faut d'ailleurs aller plus loin. Le médecin se dit volontiers le défenseur de la vie, celui qui lutte de toutes ses forces contre la mort. Mais il risque de n'accorder aucune importance à un acte, pourtant essentiel, de la vie : l'acte de mourir. Or, l'acte de mourir peut être pour certains hommes – pourquoi le refuser à priori ? – le geste le plus signifiant de leur vie, la dernière parole et la plus pleine de sens adressée à d'autres. Enfermer le malade dans une enceinte hospitalière contre son gré et celui de sa famille, le séparer de ses proches, «médicaliser sa mort», c'est en certains cas lui refuser une dernière consolation et, bien plus que cela, lui refuser la possibilité de prononcer la dernière parole qu'il avait à dire, celle que toute sa vie avait préparée. (Sous le terme de parole, nous mettons évidemment bien plus que le contenu des mots que peut prononcer l'agonisant.) En tels cas, qui ne sont, il est vrai, peut-être pas très fréquents, combien apparaît dérisoire le désir médical de prolonger la vie de quelques instants ou de quelques jours! Que signifie la prolongation de la vie biologique si elle est obtenue au prix d'une atteinte grave à la liberté de quelqu'un?

Le respect de la famille

A cela, il faut ajouter le droit des familles à ne pas voir prolonger sans raison suffisante une angoisse très lourde à supporter. Car la famille est soumise à une épreuve redoutable lorsque la réanimation se prolonge : par exemple, «l'épouse est aux prises avec des sentiments ambivalents dont le conflit et l'alternance l'épuisent : le chagrin de perdre le bien-aimé, le souhait de voir la fin de sa souffrance... Ce désir d'en finir, elle en a honte; elle essaye de le refouler, elle se cramponne à une lueur d'espoir au moindre indice favorable, tandis qu'au moindre indice fâcheux le pessimisme reprend le dessus[8].» Il n'est pas besoin d'insister sur les répercussions psychologiques et familiales d'une telle épreuve. Celle-ci n'est d'ailleurs que la conséquence d'une maladie dont le médecin n'est pas responsable..., à moins qu'il ne prolonge abusivement une agonie.

Le respect du personnel soignant

Il ne faut pas oublier non plus le poids que l'on impo-

---

8. M. Porot, art. cit. p. 59.

serait à une équipe hospitalière si on lui demandait de poursuivre instant par instant une lutte qui lui paraisse dérisoire. Certes, ceux qui travaillent dans un service de réanimation savent à quoi ils s'engagent : à une attention soutenue, à un travail sans répit, à une fatigue parfois intense les jours où arrivent plusieurs malades posant de graves problèmes.

Mais autant ce travail a un sens, et peut même être exaltant, malgré ses contraintes, lorsque l'espoir existe de rendre quelqu'un à une vie humaine, autant il est démoralisant de lutter lorsque tout espoir a raisonnablement disparu, ou lorsque les efforts apparaissent démesurés par rapport aux résultats que l'on peut escompter. Ce caractère dérisoire est encore plus marqué lorsque ces efforts sont déployés sur un homme que, jusque-là, la société avait abandonné à sa misère et à sa solitude et que l'on renverra, au mieux, à une vie encore plus misérable et solitaire vu les séquelles qui marqueront sa survie.

Lorsqu'un patient est entré dans un coma prolongé et que l'on n'a raisonnablement aucun espoir de l'en sortir, on peut se dire que, du moins, il ne souffre sans doute pas du traitement qu'il subit, mais ce n'est pas pour autant que l'on a le droit d'épuiser dans une lutte stérile toute une équipe soignante.

D'autant plus que celle-ci a besoin de toutes ses forces pour pouvoir prendre en charge d'autres malades qui peuvent survenir d'un moment à l'autre et qui ont droit à être soignés au mieux par une équipe vigilante.

A ces considérations, il faut aussi ajouter celle du respect des fonds publics. L'impératif économique n'est pas premier dans nos pays développés, mais il serait paradoxal d'engouffrer des dizaines de milliers de francs dans une lutte stérile alors que les services de santé souffrent par ailleurs de manques si cruels.

Savoir accepter la mort

Bref, au niveau des principes, nous nous inscrivons radicalement en faux contre l'affirmation que toute décision médicale est régie par un principe unique, qui s'imposerait implacablement au médecin comme au malade : un respect de la vie réduit à l'obligation de prolonger quantitativement toute vie, quoi qu'il en coûte.

Longue est la liste des jugements éclairés, à l'autorité desquels nous pourrions faire appel. Nous nous contenterons d'une seule citation :

«En opposition avec l'affirmation simpliste suivant laquelle mieux vaut exister difforme que de ne pas exister du tout, nous préférons nous en tenir au principe que, s'il ne faut rien faire pour abréger directement une vie humaine, on peut omettre des soins exceptionnels[9] pour prolonger la vie dans des conditions particulièrement pénibles. Il ne s'agit pas de cynisme, mais d'un sain réalisme, inspiré par la sagesse. Les comportements procédant de l'héroïsme méritent toujours l'admiration, mais on ne peut toujours les imposer[10].»

Toute notre civilisation moderne, tous nos moyens techniques, toute la puissance de la médecine, risquent de nous leurrer et de nous faire oublier que l'homme est mortel. Respecter la vie d'un homme, c'est respecter la vie d'un homme mortel. Lorsque la lutte contre la mort devient tentative de dénégation de la mort, elle est négation de la condition humaine, et ne peut alors que conduire à des attitudes inhumaines.

---

9. On peut remarquer que ce texte en reste au concept des «soins exceptionnels» qui n'est désormais plus pertinent. On trouvera une problématique plus adaptée aux pays techniquement et médicalement développés dans «L'abstention de moyens thérapeutiques», chapitre 10, p. 145-147.

10. Mgr Lambruschini, dans *L'Osservatore della Domenica*, 23 janvier 1969.

Le principe apparemment le plus noble et le plus généreux peut se pervertir quand il devient une règle froide et appliquée sans discernement. Il n'y a de vrai respect de la vie que chez celui qui accepte la mort[11].

11. Depuis la parution de ce texte dans *Laennec* en 1974, les prises de position sur le respect de la vie et l'acceptation de la mort se sont multipliées. On relèvera, par exemple, dans la Déclaration sur l'Euthanasie de la Sacrée Congrégation pour la doctrine de la Foi (*Document. cathol.*, 20 juillet 1980), les passages suivants :

« Il est aujourd'hui très important de protéger au moment de la mort la dignité de la personne humaine et la conception chrétienne de la vie contre une technicité qui risque de devenir abusive (...). Dans l'imminence d'une mort inévitable malgré les moyens employés, il est permis en conscience de prendre la décision de renoncer à des traitements qui ne procureraient qu'un sursis précaire et pénible, sans interrompre pourtant les soins normaux dus au malade en pareil cas. Le médecin ne pourrait alors se reprocher la non-assistance à personne en danger. »

3. La décision de s'abstenir de certaines thérapeutiques

Des questions apparemment insolubles

On parle beaucoup d'«acharnement thérapeutique»; mais en même temps aucun soignant ne reconnaît «s'acharner sur ses malades». Ce terme est en effet à la fois très vague et fort péjoratif. Au sens propre, il désigne l'acte de l'animal qui se jette sur sa proie; en un sens dérivé, une ardeur opiniâtre, plus même, furieuse, dans la lutte. Son emploi répété témoigne de la crainte, aujourd'hui fort répandue, d'être un jour livré à un pouvoir médical arbitraire et démesuré. Il révèle donc des peurs, qui d'ailleurs ne manquent pas totalement de fondement : mais il n'est pas précis, il ne peut guère favoriser une réflexion sereine sur les devoirs du médecin et les droits du malade. Mieux vaut parler de soins excessifs, de thérapeutiques inutiles ou démesurées.

Mais où commencent ces excès? A partir de quand des thérapeutiques deviennent-elles disproportionnées au regard des besoins du malade? La réponse serait simple si la médecine était une science exacte et si le thérapeute pouvait prévoir avec précision les résultats des traitements mis en œuvre. Ce n'est pas toujours le cas. Certains gestes thérapeutiques apparaissent, aux yeux mêmes des médecins, comme étant à la limite du raisonnable, vu le faible taux de succès espéré et l'état quasi désespéré du malade. Ils sont cependant parfois pratiqués, de peur de priver le patient d'une hypothétique chance de survie. Et il arrive, à la surprise de tous, que celui qui était considéré comme «perdu» obtienne une rémission ou même recouvre la santé! D'où les réflexions mi-ironiques mi-amères fréquentes dans les milieux médicaux : «L'acharnement thérapeutique, c'est quand nous échouons; lorsque nous employons les mêmes traitements dans des situations analogues et que nous réussissons, la famille parle de miracle et nous offre des fleurs. Bien malin qui pourrait savoir à l'avance s'il recueillera en fin de compte des critiques acerbes ou des remerciements éperdus.»

Il n'en reste pas moins que lorsqu'une équipe soignante a imposé à toute une série de malades des «thérapeutiques héroïques» et qu'elle se rend compte qu'elle n'a fait que prolonger leur agonie ou permettre à quelques-uns de survivre dans des conditions dont on peut se demander si elles sont encore humaines, ces efforts apparaissent comme dérisoires et laissent un goût de cendres. A quoi tout cela a-t-il servi? N'a-t-on pas multiplié inutilement la souffrance humaine?

Ce malaise est renforcé par les *discours moraux couramment entendus*, notamment ceux qui sont relatifs à l'euthanasie : «L'euthanasie est un crime, voyez ce qu'ont fait les nazis vis-à-vis des anormaux et des incurables. Pour éviter ces monstruosités, les soignants doivent poser des barrières, et la principale barrière, c'est le principe intangible du respect de la vie.» Ces discours ne font qu'embrouiller les problèmes. Car qu'est-ce aujourd'hui que «respecter la vie»? Et que met-on sous le terme «d'euthanasie»? Pour certains, calmer la souffrance d'un mourant, c'est de l'euthanasie, parce que les drogues employées présenteraient un risque vital pour le malade; pour d'autres, ne pas recourir à certaines techniques comme la réanimation, c'est aussi de l'euthanasie, car c'est «condamner à mort» le malade. Mais recourir à ces thérapeutiques, ce serait parfois, on le sent confusément, de «l'acharnement thérapeutique». On a alors l'impression d'être enfermé dans un dilemme insoluble.

Cette difficulté des problèmes concrets et le caractère embrouillé des discours moraux habituels conduisent beaucoup de soignants à dire : «Arrêtons tous ces débats; ils ne servent à rien. Laissez-nous *décider selon notre conscience*».

A première vue, on ne peut être que d'accord avec une telle formule. Mais en réfléchissant un peu, on s'aperçoit que «selon sa conscience» veut souvent dire «selon l'humeur du moment», ou «selon ce qui s'est passé les jours précédents». Après une série «d'efforts héroïques» qui se sont terminés par des échecs, une équipe hospitalière risque d'être découragée et de baisser les bras devant un nouvel entrant. Or, précisément, il aurait peut-être valu la peine de montrer auprès de celui-ci beaucoup de ténacité. A l'inverse, auprès d'un malade auquel toute une équipe s'est attachée et pour lequel de nombreux efforts ont été entrepris, quand ces efforts deviennent vains, il est difficile de les interrompre... C'est encore plus vrai si une erreur médicale a été commise : on tentera alors l'impossible... Si les soignants ne prennent pas de recul, leur «conscience» risque donc d'être traversée par des réactions *émotives* qui ne sont pas toujours rationnelles.

Une réflexion morale (ou *éthique*) sérieuse est donc nécessaire, pour aider chacun à *prendre du recul* par rapport à ses réactions spontanées. Vu la complexité de chaque situation concrète, il est évident que cette réflexion éthique ne pourra pas fournir des règles qu'il suffirait d'appliquer sans réfléchir dans chaque cas particulier. Mais cette réflexion éthique peut aider chacun à prendre de la distance par rapport à de soi-disant impératifs moraux insuffisamment réfléchis, à mieux poser les questions, à trouver quelques points de repère, et à mieux voir comment décider de façon humaine... Ceci sans supprimer ce qui est lourd dans la profession de soignant, mais en fait la grandeur : avoir à prendre des décisions, qui concernent la vie et la mort d'autrui, décisions dont on porte la *responsabilité* !

En médecine, on ne peut échapper à la prise de décision

Une des raisons pour lesquelles les débats sur « l'abstention thérapeutique » sont d'habitude mal engagés, c'est qu'on raisonne à sens unique : « A-t-on le droit de s'abstenir de certaines thérapeutiques ? » Or il faut bien voir que la médecine dispose désormais de nombreux moyens, plus ou moins efficaces, plus ou moins traumatisants, dont les résultats sont plus ou moins satisfaisants. Autrefois, le médecin n'avait pas beaucoup de décisions à prendre, car il disposait de peu de moyens. Aujourd'hui les technologies médicales sont multiples. Ceci pose une question nouvelle : pour un malade donné, ces technologies sont-elles adaptées ?

Il n'y a donc pas seulement à se demander : « a-t-on le droit de s'abstenir ? » Il faut aussi se demander : « a-t-on le droit d'agir ? » c'est-à-dire qu'il faut se poser la question *dans les deux sens*.

Au fond, on est pris dans une certaine idéologie : « La technologie médicale est bonne en elle-même; il faut donc toujours l'utiliser, sauf cas exceptionnels. » C'est cela qu'il faut remettre en cause. Aucune technologie n'est bonne en elle-même; elle n'est bonne que quand elle est *adaptée* à la situation présente. Il est moral d'agir quand, après réflexion, cela apparaît raisonnable et humain. Il est moral de s'abstenir quand les moyens envisagés seraient déraisonnables et inhumains. Cela apparaît évident; n'a-t-on pas cependant perdu de vue cette évidence? Le mot d'euthanasie est venu obscurcir tous ces débats. Mais pourquoi employer le mot d'euthanasie par exemple vis-à-vis de la décision de ne pas envoyer un malade en réanimation, quand il apparaît déraisonnable et inhumain d'employer une telle technique? En telle situation, certains médecins disent «s'abstenir, c'est garder raison et mesure»; les théologiens catholiques : «c'est prendre une décision appropriée».

La volonté du malade

Souvent, heureusement, la décision médicale apparaît simple (au niveau éthique du moins; l'élaboration du diagnostic, elle, aura parfois été fort complexe). Un malade est-il atteint de péritonite? Si on ne l'opère pas, il va mourir rapidement au milieu de grandes souffrances; s'il est opéré, il va se rétablir rapidement et récupérer rapidement tous ses moyens. Le malade et le médecin se mettent rapidement d'accord. Apparemment, les *critères médicaux* suffisent à prendre une décision sans réfléchir. En fait *l'accord* se fait à partir du raisonnement implicite que j'ai essayé d'esquisser : comparaison du résultat qu'on peut attendre de l'opération avec les conséquences qu'aurait la non-intervention...

Mais le fait *qu'apparemment* des critères médicaux suffisent le plus souvent à prendre de bonnes décisions conduit le milieu médical et l'opinion publique à croire qu'il en est toujours ainsi. Or ce n'est pas vrai.

Le premier facteur à prendre en compte, en fait, c'est la *volonté profonde du malade*. Cette volonté du malade, le plus souvent, va de soi : nous l'avons vu dans le cas de la péritonite. Mais il n'en est pas toujours ainsi; et tient-on toujours suffisamment compte de cette volonté? Le médecin n'a, directement, aucun droit sur son malade; il agit, disent les juristes français, en vertu d'un «contrat implicite de soins» ou conformément aux principes humanitaires de la médecine : c'est le malade qui donne, au médecin, le droit d'agir. Les théologiens catholiques, s'appuyant sur les discours de Pie XII, ne disent pas autre chose. Aucun soin ne devrait donc être donné contre une volonté profonde et fermement exprimée du malade. On a conscience de cela devant un malade traité en ambulatoire; de toute façon, si le malade n'est pas d'accord, il n'observera pas les prescriptions médicales! Mais on risque de l'oublier devant un grand malade hospitalisé et devenu donc dépendant.

Cette attention à ce que veut réellement le malade doit évidemment être accompagnée d'une grande *prudence*; en phase aiguë de maladie, les paroles du patient peuvent être empreintes d'une grande ambiguité. Même celui qui dit clairement – et c'est relativement rare – : «Arrachez-moi tout cela et laissez-moi mourir en paix», peut n'exprimer que son extrême difficulté à vivre un moment pénible de son existence; quelques jours plus tard, il dira peut-être sa reconnaissance à ceux qui l'auront aidé à passer ce cap difficile. D'autres patients, à travers leur refus de certains soins, n'expriment peut-être que leur peur de gestes qui leur apparaissent, à tort ou à raison, traumatisants. Tout un effort d'écoute du malade, de compréhension de ce qu'il ressent ou craint, d'information sur les risques qu'il court et les effets, positifs ou négatifs, des traitements envisagés, est donc nécessaire. Ce serait pour le soignant, manquer à son sens de la responsabilité, que de *prendre au mot* un malade. Il s'agit, au contraire, d'engager avec lui une *négociation*, de l'aider à dépasser des peurs irraisonnées, d'essayer parfois de lui redonner des raisons d'espérer et de vouloir vivre.

Madeleine Riffaud, dans son livre *Les linges de la nuit*, cite le cas de Mme A., une femme d'un certain âge, déjà amputée d'une jambe; le chirurgien juge indispensable de couper l'autre... Mme A. s'y oppose. Pas explicitement d'ailleurs, car personne n'a osé aborder directement le sujet. Mais la malade n'est pas dupe; et son refus, non verbalisé, prend une forme redoutablement efficace : elle écarte toute nourriture qu'on lui apporte et se «laisse glisser».

Pratiquer l'opération, dans ces conditions, serait une grave atteinte à la liberté de la patiente. Mais une aide-soignante réussit à renouer la relation avec Mme A., et lui fait valoir que ses enfants et petits-enfants désirent qu'elle vive et l'accueilleront chez eux. «Cette pauvre jambe, à quoi vous sert-elle? Elle vous empoisonne, elle vous fait souffrir à crever. Priez le Bon Dieu que le professeur vous en débarrasse. Moi je vous parle carrément. Après, vous vivrez de longues années, une jolie couverture sur votre fauteuil, bien coiffée, sans souffrir, vos enfants aux petits soins. Ça ne vaut pas la peine de manger votre œuf, histoire de reprendre des forces[1]?»

Négociation réussie! Et même plus : communication d'être humain à être humain qui permet de retrouver la volonté de vivre. Mme A. accepte l'opération, se remet à manger, retrouve des forces. L'amputation a lieu, bien supportée par la malade. Quelque temps plus tard elle part en convalescence chez une de ses filles après avoir fait des adieux émus à l'équipe de ses soignants, toute à la joie de revoir ses petits-enfants dont elle a été privée durant son séjour à l'hôpital.

Il n'en va pas toujours ainsi. Même si une bonne communication s'établit entre les soignants et le soigné, celui-ci exprime parfois, librement, en connaissance de cause, un refus ferme, clair, mûrement réfléchi, des soins proposés. Certains patients veulent retourner chez eux pour vivre leurs derniers jours dans leur environnement

---

1. Madeleine Riffaud, *Les linges de la nuit*, Presses Pocket, 1976, p. 75.

familier, entourés de leurs proches. (Encore faut-il que ces derniers acceptent de prendre soin d'un grand malade et de l'accompagner jusqu'à la mort.) D'autres, sachant leur fin inéluctable, demandent que les soins soient réduits au minimun indispensable, au traitement des inconforts, et que leur tranquillité et leur possibilité de relation à autrui soient préservées au maximum. Contrairement aux valeurs les plus communément admises parmi les professionnels de la santé, ce n'est pas la prolongation quantitative de leur vie qu'ils recherchent en priorité, mais la *qualité et la densité des derniers moments de leur existence.*

Il se peut que, malgré le dialogue engagé, le point de vue du malade et celui des soignants divergent profondément. En tel cas, à l'hôpital public, le médecin peut légalement faire état de son droit de refuser de continuer les soins, et menacer de demander la sortie du malade; ce qui, parfois, correspond précisément à la demande de l'intéressé, mais aussi, bien souvent, peut représenter une pression à laquelle ne peuvent résister les personnes dépendantes qui ne peuvent vivre en dehors d'une institution hospitalière. Cette pression est alors intolérable. En cas de désaccord, le médecin devrait au contraire s'assurer de la constance et de la fermeté de la volonté du malade, et de sa capacité de décider librement. Puis s'incliner. Il est en effet au service du malade et non son maître. Passer outre à un refus exprimé dans les conditions décrites ci-dessus signifierait que le médecin connaît mieux que l'intéressé ce qui est bon pour lui et agit *pour son bien contre sa volonté.* Ce qui représente une attitude en rigueur de termes paternaliste et un déni de la liberté du malade.

La famille comme interprète

Les considérations précédentes supposaient évidemment que le malade soit lucide, responsable de lui-même (nous ne parlions donc pas des enfants ni d'un certain nombre de malades psychiatriques), et en mesure d'exprimer clairement sa volonté. Or, dans bien des cas, le malade est dans l'impossibilité d'exprimer fermement ses choix. Il faut bien que d'autres personnes décident à sa place, en son nom ; on présuppose alors le « consentement implicite » du sujet à ce qui est décidé pour son bien.

Néanmoins, on risque toujours de juger trop vite que le malade est incapable de faire connaître, d'une manière ou d'une autre, sa volonté ! Même si une expression claire est devenue impossible, des proches connaissant intimement le malade, son histoire, ses convictions, son échelle de valeurs, peuvent relier toute cette connaissance aux « signaux » émis par le patient. Alors ils peuvent, avec une relative certitude, percevoir sa volonté et s'en faire les *interprètes*.

Certes, on ne peut faire confiance à cette interprétation du désir du malade, que lorsqu'il y a un attachement réel de la famille à celui que la maladie menace de mort. Or cet attachement est facteur de perturbation et source d'ambivalence. Risquent de se mêler le désir de ne pas voir se prolonger indûment l'épreuve du proche parent, et un sentiment de culpabilité : « Impuissantes devant le drame qui les atteint dans leur affectivité, les familles des grands malades se culpabilisent. Elles recherchent les causes de l'affection dans le passé récent ou ancien, et bien rare si elles ne se sentent pas responsables de la maladie[2]. »

Dans ces conditions, il serait inhumain de rejeter toute

2. Dr B. Eliet, dans *Laennec*, juin 1973, p. 9.

la responsabilité sur la famille en lui demandant de porter tout le poids de la décision de ne pas entreprendre certaines thérapeutiques. Le conflit ainsi créé au cœur de chaque membre de la famille risque de conduire à la demande d'un «faire tout le possible» qui peut devenir disproportionné, ou de charger les proches d'un sentiment de culpabilité qui peut les marquer à tout jamais.

Le dialogue avec la famille doit donc respecter la souffrance de celle-ci et prendre des formes qui ne suscitent pas de trop intenses sentiments de culpabilité; il est difficile et délicat, mais néanmoins indispensable, si l'on désire vraiment interpréter ce que veut réellement le malade.

Les facteurs à prendre en compte

Dans d'autres situations – et elles sont sans doute les plus nombreuses – le patient est incapable de se former un jugement éclairé. Qui va décider? La tradition française reconnaît aux médecins dans ces cas, surtout si le malade est hospitalisé, la charge de porter le poids de la responsabilité de la décision. Est-ce à dire qu'ils sont seuls à pouvoir prendre part au *processus de décision*? A notre avis, non. Il s'agit de rechercher le bien de la personne, et donc de tenir compte de facteurs multiples. Pour cela il est essentiel que des personnes ayant des fonctions diverses et impliquées de façons différentes dans la relation avec le malade, puissent faire entendre leur avis. Le point de vue médical est évidemment le premier à prendre en compte. A lui seul, il peut parfois emporter la décision, notamment lorsque la guérison peut raisonnablement être espérée. Mais il faut aussi prendre en considération la *situation familiale*. Lorsqu'une famille demande qu'on emploie des thérapeutiques à propos desquelles on pourrait légitimement hésiter car elles ne peuvent au mieux qu'obtenir une survie grevée de séquelles très lourdes, et que cette même famille garantit qu'elle s'occupera attentivement du malade quel qu'en soit le poids, cela peut faire pencher la balance vers une décision de traitement qu'on aurait récusé envers un malade réduit à la solitude et n'ayant d'autre hébergement possible que l'hospice. Non pas que la vie de l'un ait plus de valeur que celle de l'autre! Mais on peut espérer que la survie du premier aura un sens, malgré les très graves diminutions redoutées, tandis que la survie du second peut représenter pour lui un fardeau extrêmement lourd à porter.

Cela fait intervenir la question de la «*qualité de la survie*» escomptée. Question redoutable. Mais n'oublions pas que le soignant agit «au nom de la personne malade». Cette survie qui se produit grâce à la *décision* médicale, est-ce un don qui méritera au soignant la reconnaissance du malade, ou un fardeau épouvantable que le soignant a imposé au malade en raison de sa peur de prendre une décision raisonnable et humaine? La vie est le principal bien de l'homme sur terre, celui qui conditionne tous les autres; mais la mort est parfois une délivrance : telle est la double vérité qu'il faut toujours garder présente lorsqu'on prend en compte la question de la «qualité de la survie».

J'ai énuméré quelques-uns des facteurs à prendre en compte lorsqu'on est devant une décision difficile relative à un grand malade inconscient et incapable de participer à la décision : point de vue médical, volonté du malade exprimée auparavant en connaissance de cause, situation familiale et sociale, qualité escomptée de la survie. Il y en a parfois d'autres; en tout cas ces facteurs sont *multiples* et ils ne sont pas uniquement d'ordre médical. Je n'ai pas parlé de *l'âge*. C'est le facteur le plus souvent pris en compte. Bien des réanimateurs, au téléphone, quand on leur demande d'accepter un malade ou un blessé, commencent par demander : «Quel âge a-t-il?» C'est en effet un critère simple; mais il est trompeur :

certaines personnes très âgées peuvent tirer grand profit de thérapeutiques sophistiquées; chez d'autres, beaucoup plus jeunes, la maladie a déjà fait son œuvre. Il est certes psychologiquement plus difficile de s'abstenir auprès d'une personne encore jeune qu'auprès d'une personne très âgée. Mais précisément, pour prendre une décision raisonnable «au nom de la personne malade», il est essentiel que le soignant prenne de la distance par rapport à ses réactions affectives.

Le processus de décision

Il est donc essentiel de tenir compte d'éléments multiples et d'ordres différents. Si toutes les personnes qui participent à la décision sont situées sur le même plan, elles risquent de privilégier certains de ces facteurs et d'oublier les autres. Il n'est donc pas souhaitable que les médecins soient les seuls à participer à ce processus de décision. Ils risqueraient de privilégier les aspects médicaux ou d'imposer leur propre échelle de valeurs. Il est indispensable que d'autres qu'eux apportent la richesse de points de vue différents. Le rôle de la famille a déjà été évoqué. Les *infirmières*, à condition d'avoir une certaine expérience, ont aussi une fonction importante à jouer : moins impliquées que les médecins dans la responsabilité de la décision, plus proches du patient et de sa famille, elles peuvent souvent se faire les «*avocats*» du malade, en mettant en lumière les facteurs liés à la personne de celui-ci.

Si, comme il a été dit plus haut, le poids de la décision finale doit être porté par les médecins lorsque le malade est dans l'incapacité de formuler nettement sa volonté, il est néanmoins capital que des acteurs différents participent à l'élaboration de cette décision. Mais chacun s'exprimera à sa manière propre. Les silences de la famille seront parfois plus éloquents que de longs discours. On ne peut parler de la même façon entre professionnels, et avec des personnes bouleversées dans leur affectivité par l'épreuve d'un proche parent.

Savoir prendre ses responsabilités

Un tel processus de décision demande du temps; ce n'est pas au moment de l'urgence, de l'aggravation dramatique de la maladie, qu'il faut commencer à envisager les différentes attitudes possibles. Il est alors trop tard pour réfléchir, la décision doit être prise précipitamment, et celle-ci ne peut consister qu'en la mise en œuvre des moyens médicaux disponibles. Ainsi commence, le plus souvent, «l'acharnement thérapeutique» : la famille et le médecin traitant, pris au dépourvu, se déchargent de leur responsabilité sur l'hôpital, lequel fait appel aussitôt au réanimateur qui, ne connaissant rien du malade ni de sa situation, ne peut qu'entreprendre sur le champ des soins intensifs qu'il sera difficile ensuite d'interrompre.

En fait, assez souvent, il est possible de prévoir différentes éventualités et de pressentir la volonté du malade. Cela, seul, permet, le moment venu, de prendre une décision adéquate. Mais cela demande à chacun de savoir, là où il est placé, prendre ses responsabilités et de ne pas s'en décharger sur les médecins les plus spécialisés.

Ces responsabilités sont lourdes à porter. Il s'agit de la vie ou de la mort d'un homme; or une erreur d'appréciation ne peut être exclue. La certitude absolue n'existe pas en médecine, et les facteurs non médicaux sont difficiles à apprécier : comment être totalement sûr d'avoir vraiment compris la volonté du malade? Comment ne pas craindre d'avoir surestimé le prix à payer par lui et sous-estimé les résultats escomptés?

Mais, c'est un fait aussi, l'expérience montre que des

soins sont excessifs et ne correspondent ni au désir ni au bien de certains grands malades. Il faut donc que des décisions soient prises, entourées de toutes les garanties souhaitables de sérieux et d'humanité, mais grevées nécessairement d'une part plus ou moins angoissante d'incertitude. Telle est la rançon du progrès réalisé dans les sciences médicales. Les possibilités de lutte contre la maladie et la mort ont cru avec une rapidité surprenante depuis quelques dizaines d'années. Cela met l'humanité, et tout spécialement le corps médical (dans les pays techniquement développés tout au moins), devant une redoutable responsabilité : décider de recourir à ces moyens, au risque qu'ils se révèlent inappropriés aux besoins du malade, ou s'en abstenir, avec la quasi-certitude qu'alors le malade mourra...

Il faut pourtant bien décider. Car, en cas de maladie grave, l'homme a des besoins médicaux, mais aussi psychologiques, relationnels, spirituels. Un environnement humain, des relations, une présence lui sont aussi nécessaires que des thérapeutiques. Or, ces besoins se révèlent parfois contradictoires. Il faut choisir. Certains traitements médicaux sont dérisoires, face aux besoins fondamentaux de la personne humaine en proie à l'épreuve de la maladie grave. Mais, peut-être, est-ce précisément pour ne pas voir ces besoins (y répondre exige un engagement personnel), que l'on entreprend aujourd'hui des thérapeutiques devenues totalement disproportionnées, vu la situation du malade[3].

---

3. Les deux principaux textes du Magistère Catholique traitant du sujet de ce chapitre sont ceux de Pie XII et de la Congrégation pour la Doctrine de la Foi, déjà cités dans le chapitre précédent (notes 7 et 11). Le lecteur pourra vérifier l'exacte concordance des perspectives. A propos de la réflexion éthique américaine, on pourra consulter le numéro de décembre 1982 de la revue *Thought*, notamment l'article « Substituted judgment and the terminally – ill incompetent », p. 484-501 ; on y verra que les Français insistent plus que les Américains sur la nécessité que la volonté du patient soit exprimée *en connaissance de cause*.

4. Vieillards en Long Séjour
Soins et excès de soins

Les pages suivantes* rendent compte d'une table ronde[1] qui s'est tenue en avril 1981 au Centre Laennec à la demande des aumôniers de l'hôpital – l'ancien hospice – d'Ivry. L'un d'entre-eux, J. Lacan, ouvrit cette rencontre en exprimant combien il était douloureusement impressionné par *la disproportion* qu'il constate entre l'activité médicale, parfois intense, déployée lorsqu'une personne âgée «commence à s'en aller», et le quotidien monotone et pénible où nombre de personnes âgées placées en Long Séjour se sentent isolées, abandonnées, perdues dans un désert. «Quel est le sens d'un effort médical destiné à faire *revivre* une personne si auparavant on ne s'est

---

* Ce chapitre a été publié dans *Laennec*, octobre 1981.

1. Composition de la table ronde : J. Lacan et J. Lamour, aumôniers de l'hôpital Charles-Foix, d'Ivry – F. Piette, médecin de cet hôpital – J.L., aide-soignant auprès des personnes âgées en long séjour – E. Vasseur, médecin de l'hôpital de la Seilleraye, Centre de cure médicale du C.H.R. de Nantes – G. Leiglat, ancienne surveillante de cet hôpital – Modérateur et rapporteur : P. Verspieren.

guère soucié de l'aider à vivre? Or, une personne abandonnée est déjà quasi morte; l'absence de relation, c'est déjà la mort.» Ainsi était posée une double question : celle des «*excès de soins médicaux*» à l'égard des vieillards des unités de Long Séjour, et celle, plus générale, des *objectifs* de ces services hospitaliers.

Les unités de Long Séjour sont des institutions *hospitalières* qui accueillent des personnes en perte progressive d'autonomie pour des raisons diverses (très grand âge, perte d'autonomie locomotrice, maladies exigeant une surveillance constante, état mental gravement détérioré...). L'administration distingue ce Long Séjour du Moyen Séjour dont la durée est théoriquement limitée (80 jours) et dont le but est de permettre à la personne soignée de *recouvrer son autonomie* et de rentrer chez elle ou dans sa maison de retraite. L'échec du Moyen Séjour se traduit d'habitude par l'entrée en Long Séjour, transitoire ou définitif...

L'objectif d'une institution hospitalière est le plus souvent de distribuer des soins d'entretien de la vie et des soins médicaux. Mais dans le cas du Long Séjour? Celui-ci «prend en charge» des personnes non autonomes pour une longue durée qui peut atteindre un nombre important d'années, assez souvent pour le restant de la vie, c'est-à-dire pour *toute la vie* qui reste à vivre. Si son objectif n'est que de distribuer des soins médicaux et infirmiers au sens étroit du terme, il ne vise qu'à assurer *le maintien d'une survie physique.* Le but ultime n'est-il pas alors de débarrasser la société de vieillards improductifs et encombrants tout en permettant de dire : «On ne laisse quand même pas mourir sans soins nos Anciens»? Mais ceux-ci peuvent-ils *vivre* dans de telles conditions? Et quel est alors le sens de cette lutte contre la mort, en cas de nouvelle maladie incidente : répondre au désir de la personne concernée, ou au besoin de la société de se protéger de sa propre culpabilité?

Ou bien, demanda le Dr E. Vasseur, l'objectif des

sociétés développées est-il, à travers le Long Séjour, de témoigner le *respect* dû à tout être humain, fût-il vieux, amoindri et improductif, et de confier à une partie de ses membres les charges matérielles, psychologiques et morales de ce respect? Mais alors cela demanderait de remédier à l'inadéquation des moyens mis actuellement à la disposition des équipes soignantes. A la longue, si nous ne nous soucions pas de permettre aux vieillards de trouver des conditions de vie satisfaisantes et si les médecins ne réfléchissent pas au bien-fondé de leurs décisions, l'opinion publique s'émouvra. Mais elle risque de le faire dans le sens de propositions de loi déjà déposées, et d'aller désormais dans le sens d'une euthanasie sociale. Alors on pourra vraiment parler «insécurité sociale des vieillards»!

Les soins aux vieillards placés en Long Séjour

La table ronde énuméra de multiples besoins de la personne âgée placée en institution :

La préservation de sa personnalité

Toute institution a tendance à niveler, à standardiser, à collectiviser. Or, pour rester elle-même, la personne âgée a spécialement besoin de points d'ancrage, d'éléments lui rappelant son histoire propre et la différenciant d'autrui.

«Certaines mesures relativement simples transformeraient considérablement la vie : par exemple, l'organisation d'une blanchisserie où les gens pourraient faire laver à des prix modiques leurs effets personnels, ce qui leur permettrait de porter leurs propres vêtements et non ceux, uniformisants, de l'hôpital; de même l'octroi de la faculté d'apporter de petits meubles transformerait profondément l'existence» (Dr F. Piette).

Le maintien des relations personnelles

La famille a ici un grand rôle; c'est à elle d'abord de répondre aux besoins affectifs du vieillard. Malheureusement elle est souvent déficiente; les lieux d'implantation des services de Long Séjour y sont parfois pour quelque chose. Mais les soins infirmiers et médicaux pourraient devenir le support de telles relations.

«On entend souvent une litanie de plaintes, d'accusations, d'égoïsme, d'infantilisme, langage d'une personne qu'on ne peut aimer car l'échange est absent. Cette litanie cache une détresse personnelle et exprimer sa constipation ou sa diarrhée n'est que la traduction d'un malheur existentiel. Restaurer la relation personnelle donne seul l'accès à la connaissance de la véritable détresse; on ne traite plus la constipation de M. ou Mme X., on traite d'égal à égal avec lui ou avec elle. Il n'y a pas si longtemps qu'une malade logée au bout d'un couloir, exigeante, acariâtre et revendicative me disait dans un lapsus révélateur : «j'ai pissé pour appeler»; il a suffi de lui donner une chambre plus près du centre de vie animé du service pour la rendre continente, coquette, autonome et agréable...» (E. Vasseur.)

L'exercice de responsabilités

Le service en Long Séjour est pour beaucoup de personnes âgées leur dernière maison. Pourquoi les empêcher d'être actives et responsables dans la mesure de leurs moyens? Dans un hôpital, on a tendance à prendre en charge tous les services de la «vie domestique»; est-ce toujours un bien? «N'est-ce pas un moyen *d'infantiliser* et de traiter en êtres irresponsables ceux qui pourraient avoir la joie de se rendre encore utiles, ne fût-ce qu'en mettant la table ou en faisant le ménage de leur chambre?» (J. Lacan.) Autant certains ont besoin d'être

« maternés », autant cette attitude serait inutile facteur de régression pour d'autres... sauf si l'on considère que la régression des malades facilite la marche d'un service !

La satisfaction de multiples besoins particuliers

« Je demande souvent aux personnes âgées en quoi je puis leur être utile. Très souvent, elles font état de besoins extramédicaux : pouvoir manger ceci et ne pas manger cela, avoir un lit bas, être recouché après le déjeuner... Il s'agit de petits riens, mais ces petits détails de l'existence ont une grande importance. Les facteurs de dépression chez les personnes âgées ne sont souvent pas d'ordre endogène ; ils tiennent beaucoup à l'environnement » (F. Piette).

Les difficultés

« Mais l'hôpital, c'est une grande collectivité, et celle-ci a beaucoup de mal à s'adapter à la satisfaction de besoins individuels ; tout ce dont nous venons de parler, vêtements personnels, mobilier, attention aux petits riens, c'est précisément ce à quoi l'hôpital a tant de mal à faire place. Et c'est dramatique, car c'est cela qui rendrait la vie agréable aux gens » (G. Leiglat).

La satisfaction de ces besoins, si élémentaires soient-ils, reviendrait cher. Elle suppose l'existence d'un personnel disponible, détendu, qui ait le loisir et le désir d'*écouter*, et donc de *bonnes conditions de travail*. Cela exige qu'il soit *en nombre suffisant*.

« Meilleures seront les conditions de travail de l'établissement, meilleures seront la qualité des soins, l'écoute, la présence, l'humanisation du service, compte tenu des motivations propres du personnel. C'est pour cela que la lutte syndicale est importante : pour le personnel et pour les malades; c'est lié.

«C'est particulièrement dramatique la nuit, quand quelqu'un "glisse". On voudrait rester là, tenir la main, même auprès d'un malade apparemment dans le coma, car d'habitude il entend, ressent un contact corporel... Mais il faut faire le tour des chambres, recueillir les constantes, les pulsations... et les gens glissent seuls, abandonnés» (J. L.).

Or, les besoins exprimés ci-dessus ne se situent pas en haut de la gamme de la technicité médicale, laquelle est le plus souvent le critère d'attribution des crédits. Cela explique en partie le manque de puissance des chefs de service de certains hôpitaux gériatriques dans l'attribution des crédits indispensables. Les postes d'infirmiers, d'aides-soignantes, d'agents hospitaliers y diminuent en nombre, de façon plus ou moins voilée; on assiste donc dans ces secteurs depuis quelques années à une *diminution de la qualité des soins.*

La médicalisation des services

En Long Séjour, la responsabilité hiérarchique appartient au médecin, comme dans les autres services hospitaliers. Est-ce justifié, vu l'importance du cadre de vie et de l'environnement? Un autre professionnel ne serait-il pas mieux placé pour gérer ainsi la vie d'une collectivité de personnes âgées?

L'accord ne se fit pas lors de la table ronde. E. Vasseur exprima sa conviction qu'une infirmière ou une aide-soignante compétente et bien formée pourrait, aussi bien qu'un médecin, assumer la responsabilité de la marche d'une unité. Le médecin deviendrait alors le *consultant médical.*

Pour F. Piette, au contraire, le *médecin* est le plus apte à opérer la *synthèse* des problèmes biologiques, médicaux, psychologiques, relationnels... Mais encore faut-il qu'il assure cette synthèse; cela exige qu'il soit formé aux sciences humaines, travaille en lien avec les psychologues, infirmières, aides-soignantes, et écoute les familles. C'est un *esprit gérontologique* que doit acquérir le médecin, la sensibilité aux véritables besoins de la personne âgée, et cela nécessite une formation. Une formation qui comporte un aspect *médical* car la médecine des personnes âgées est difficile, un aspect *psychogériatrique*, car les problèmes psychiatriques des vieillards sont importants, et une ouverture aux différentes *sciences humaines*.

Mettre fin à la ségrégation

Cet esprit gérontologique, selon F. Piette, devrait être insufflé à toutes les étapes de la formation des futurs médecins et des autres soignants, pour éviter le rejet des grands vieillards et leur ségrégation dans des institutions trop spécialisées. C'est absolument indispensable si l'on veut mettre fin à *l'aberration sociale* que représentent la démesure de la taille de certains établissements et l'envoi de certaines personnes âgées à parfois 40 kilomètres de leur ancien domicile. Il faudrait réinventer des unités mixtes qui accueilleraient des malades aigus «tournant rapidement», d'autres en rééducation plus prolongée, et, enfin, des malades chroniques restant à demeure. «La spécialité dans l'incurable comporte au départ quelque chose de pervers.»

Pour E. Vasseur et G. Leiglat, il faut «éviter la concentration en un même lieu d'une somme trop importante de misères humaines». Pour commencer, il s'agit d'abord de refuser la séparation de locaux entre moyen séjour et long séjour. Pourquoi déraciner une personne qui s'est acclimatée en service de moyen séjour, bouleverser ses habitudes et ses relations, en l'envoyant – uniquement pour des raisons administratives – à l'étage au-dessus ou au pavillon à côté classé comme Long Séjour? L'atmosphère d'une unité réservée exclusivement au long séjour peut devenir éprouvante, à la fois pour le personnel et les malades. S'occuper d'une personne en rééducation pour fracture du col du fémur aide au contraire à assumer la présence auprès d'incurables et de déments.

Excès de soins médicaux

Venons-en maintenant à la question de la *décision médicale*, en cas d'aggravation notable de la pathologie de ces personnes âgées invalides et incurables. L'intervention médicale est-elle toujours justifiée? Cela a-t-il un sens d'essayer de prolonger la vie? Ou bien, au contraire, n'y a-t-il pas parfois, souvent même, «excès de soins»?

«Oui, il y a excès de soins lorsqu'on prescrit des examens biologiques de routine face à des maladies incurables et quand les résultats des examens n'influeront en aucune façon sur le traitement de confort utile pour le malade; oui, il y a excès de soins quand des examens à visée diagnostique sont prescrits alors qu'on sait qu'aucune thérapeutique ni de confort ni curative ne sera prescrite, ni même proposable devant d'autres lésions associées rendant «le terrain» impropre à ces thérapeutiques» (E. Vasseur).

«La vie ne mériterait-elle pas de s'éteindre comme une chandelle? Au lieu de cela, on emploie souvent la «grosse batterie». Je me souviens de telle personne, sous monitoring, en pleine tachycardie; on savait bien qu'elle allait mourir. Mais l'interne, nouvellement arrivé, seul, de nuit, est pris de panique. Il fait apporter l'appareil, couche la personne par terre, fait ses décharges électriques; le corps se met en cintre... Au petit matin, les pulsations étaient à 40. Le soir, la personne était morte. Pourquoi tout ce cinéma? Il faut, certes, empêcher les malades de mourir de faim et de soif, mais savoir aussi leur laisser la paix. Des petits vieux, des petites vieilles nous disent, quand chaque matin on recommence le bilan standard : Pitié, pitié... Ils ont les bras bleuis, tellement ils ont été piqués, quand on fait leur toilette mortuaire. Et pourtant, combien de fois ne nous avaient-ils pas dit : «laissez-moi mourir.» (J. L.)

Où commence l'excès de soins?

Des interventions médicales sont donc déraisonnables, non respectueuses des personnes, inhumaines même. Mais où commence l'excès de soins?

E. Vasseur montra comment les points de vue du médecin, d'une part, des infirmières et aides-soignantes, d'autre part, peuvent s'opposer.

«Il n'y a pas excès de soins quand des examens ont pour but de bien connaître l'état du patient; la relation médecin-malade suppose un minimum de connaissances scientifiques; il paraît normal que le médecin ait besoin de confirmer son impression clinique par des données plus objectives transmissibles d'un médecin à l'autre, opposables à une éventuelle poursuite en justice; il nous semble qu'à ce niveau la *connaissance médicale diffère de la connaissance infirmière.* Devant une tumeur de la région lombaire, je vais évoquer chez un malade amaigri ayant une fièvre prolongée un cancer du rein, je vais expliciter ma pensée devant l'équipe soignante, prescrire une urographie intra-veineuse, une échographie, même si pour d'autres raisons médicales, je ne pense pas raisonnable de faire opérer ce grand vieillard; car je ne voudrais pas «passer à côté» du diagnostic d'hydronéphrose ou de kyste infecté, curable sans geste trop traumatisant, alors que je sens très bien que pour l'équipe infirmière avoir entendu «le patron» dire «c'est probablement un cancer du rein» sera perçu comme une affirmation suffisante pour faire un projet de soins ayant pour but le confort du malade. Les usagers et leur famille sont également enclins à simplifier la démarche diagnostique et ses incertitudes; la fixation du pronostic rencontre encore plus de difficultés.»

D'autre part où placer la barre, demande F. Piette. «Il y a de regrettables cas d'acharnement thérapeutique; mais aussi l'inverse, d'aussi regrettables *défauts de soins*. Nous recevons chez nous des malades qui ont été «condamnés» depuis de longs mois par leur médecin; rien n'a été mis en œuvre pour eux et, désormais, ils portent des séquelles irréversibles qui perturbent gravement leur confort de vie, alors que la maladie était curable. *Décider de l'incurabilité* n'est pas facile, même avec les meilleures connaissances et la meilleure expérience gériatrique (que malheureusement tous les médecins n'ont pas).

«Entre les deux types d'erreurs possibles, passer à côté d'une pathologie curable et faire une série d'examens qui occasionnent une gêne pour le malade et qui montreront finalement qu'il n'y a plus grand chose à faire, le deuxième cas est quand même moins grave. Il est souvent très regrettable de *renoncer trop vite*.

«Et une fois accepté le constat d'incurabilité, et prise la décision de ne plus recourir à tous les soins existants, tout n'est pas résolu. On ne sait pas toujours bien *ce qui sépare thérapeutiques de confort et thérapeutiques à visée curative*.

«Les réanimateurs disent (ont-ils raison?) que les sensations les plus pénibles sont celles de faim, de soif et d'étouffement. Soulager le malade demande donc de le nourrir, de le réhydrater et de l'aider à respirer; cela prolonge aussi l'existence. La frontière est donc souvent floue entre le curatif et le traitement symptomatique de la dernière heure.

«En tous cas, il n'y a pas de recettes, pas de règles.»

Cette expression «*pas de règles*» fut souvent reprise dans la table ronde, pour exprimer le fait qu'il faut renoncer à des critères simples, apparemment objectifs, du genre «pas de pacemaker au-dessus de tel âge», qui permettraient de prendre des décisions sans réfléchir, *en faisant abstraction de la singularité de la personne soignée et de la complexité de son cas.*

La situation du médecin soucieux de prendre une décision adaptée et proportionnée à l'état du malade est donc *inconfortable!* Inconfort qui précisément pousse à l'excès de soins. Car le médecin risque de se raccrocher à un critère simple pour mesurer la réussite ou l'échec de ses soins; ce sera souvent *la durée de la vie.* Et jusqu'à très récemment, c'était le seul critère employé dans les congrès de gériatrie. C'est tout récemment que dans de tels congrès est apparue la notion de confort ou de *qualité de vie.*

D'autre part, l'arrêt des thérapeutiques à visée curative laisse «dans le vide» beaucoup de médecins. «Une pratique diagnostique ou thérapeutique active permet de cacher notre inquiétude, elle nous permet de fuir l'angoisse d'être jugé comme impuissant, comme incapable, et nous évite la confrontation et le dialogue avec le malade et sa famille – voire avec nous-mêmes – auxquels notre formation ne nous a pas préparés» (E. Vasseur).

N'y a-t-il donc rien de plus à dire que : «il n'y a pas de règles; il n'y a que des cas particuliers; la décision est difficile; la situation du médecin est inconfortable»? Alors que cet inconfort des médecins pousse la majorité d'entre eux à un excès de soins condamné par certains de ceux qui vivent à proximité des malades, comme les aides-soignants, ou qui les écoutent longuement, comme les aumôniers. «Même si, reconnut J. Lamour, je ne sais où commence l'excès de soins, je me dis parfois : ils exagèrent; le gavage d'une personne âgée, par exemple, me laisse toujours une impression douloureuse. Mais si, il y a quelques années, j'étais scandalisé, actuellement je sais que je ne sais pas...»

La liberté du malade

Cependant, si tous les participants de la table ronde reconnurent l'absence de critère simple, biologique, médical, ils insistèrent aussi tous, à travers un langage et des connotations différents, sur *le respect du malade et de sa liberté.* Remarquons d'ailleurs que ce concept de «liberté du malade» est constamment invoqué par le corps médical pour justifier son organisation. Le respect de cette liberté est reconnu comme la valeur suprême de la médecine française, de la médecine hippocratique; ... mais, paradoxalement, il est peu employé, d'habitude, lorsqu'une personne est gravement malade, âgée, ou proche de la mort! N'est-ce pas, cependant, *cette liberté qui est à redécouvrir et à respecter, même, surtout, à l'égard des personnes âgées?*

«Pendant ces quatre ans que j'ai vécus dans une institution au service des personnes âgées, j'ai redécouvert ma profession d'infirmière. Jusqu'alors, j'exécutais ce que prescrivait le médecin, sans me poser de question. A la Seilleraye, nous avons redécouvert les besoins spirituels du malade, ses besoins de *respect et de liberté*, et donc la nécessité d'une *écoute* de la personne soignée. Une personne âgée qui vieillit, qui se meurt, est une personne à part entière qui *a son mot à dire* sur les traitements qu'on va lui faire et sur la façon dont elle mourra.

«La décision de s'abstenir de certains soins, dans un premier temps, a provoqué chez moi un choc et un recul; je n'y avais été aucunement préparée. J'avais été formée à l'efficacité, aux soins, et tout échec médical m'était dur à supporter; il provoquait presque un sentiment de culpabilité. Avec le temps, j'ai essayé de réfléchir et de discerner avec le reste de l'équipe, je me suis demandé quel est l'essentiel. Prolonger de quelques jours, au prix de soins difficiles à supporter par le malade? Cela ne pouvait pas être l'essentiel. Cet essentiel, au contraire, c'est l'entourage affectif du malade, son confort physique, la réponse à ses besoins spirituels, le respect de sa liberté.

«Cette recherche que nous avons menée en équipe a été très riche. La responsabilité dernière de la décision d'arrêt du traitement et de mise en place d'une thérapeutique calmante revenait au médecin, mais chacune de nous, surveillante, infirmières, aides-soignantes, avait son avis à donner.

«Me revient à l'esprit le cas de ce monsieur qui voulait vivre jusqu'à l'arrivée de son fils; il était vraiment mourant; pour lui, oui, nous avons fait un véritable acharnement thérapeutique, car il demandait à vivre encore un peu.

«Notre rôle est d'*être à l'écoute* du malade, d'expliquer les effets des traitements envisagés, de *laisser la personne exprimer ses choix*. Je ne dirai pas que c'est facile : le discernement est bien difficile à faire; mais il s'agit de respecter chaque personne» (G. Leiglat).

«C'est particulièrement important dans l'emploi des thérapeutiques de la douleur. On peut soulager toute douleur, le problème est celui du degré de conscience que l'on veut garder aux personnes. La question à se poser alors est : *A-t-il accompli sa vie?* Lui a-t-on permis d'accomplir sa vie? A-t-il le sentiment d'avoir accompli sa vie? La question est parfois sans réponse, mais elle n'est pas toujours posée; et c'est là qu'il y a un effort à faire» (E. Vasseur).

F. Piette exprima sa position, assez proche, mais teintée d'une sensibilité différente : «Mon opinion personnelle – il est difficile d'avoir autre chose qu'une "opinion personnelle" en ce domaine de l'incurabilité – est que l'échec réel est représenté par la perte définitive de la sensation du bonheur de vivre. Mais je dis bien : *perte définitive*, car il y a des pertes transitoires de ce bonheur de vivre; bien des gens manifestent le désir de mourir à certains moments! Nous essayons de prendre des décisions collégiales où s'exprime l'avis de la famille, des infirmières, des psychologues... quand il y a des décisions de ce genre à prendre. Mais il y a des exemples étonnants de personnes voulant se laisser mourir de faim et qui, soignées contre leur volonté du moment, se retrouvent ensuite adaptées à leur nouvelle situation. Les *possibilités d'adaptation* des personnes âgées sont très variables d'un individu à l'autre, et chez la même personne à des moments différents. L'expérience gériatrique nous apprend l'*extrême variabilité du vieillard*. L'éventail des situations est très large : il y a ceux qui veulent à tout prix guérir, alors qu'ils sont proches de la mort, ceux qui apparemment sont en bonne santé et disent : «Mais, Docteur, ne vous occupez pas de moi, je suis vieux, laissez-moi tranquille, je voudrais mourir.» Il y a ceux qui disent cela par chantage, pour qu'on leur réponde : «Ne dites pas cela, vous êtes jeune encore.» L'éventail des situations est donc très large, les individus eux-mêmes varient. La qualité principale du personnel s'occupant de personnes âgées est donc une *grande souplesse* et une *grande adaptabilité* à des situations fort différentes.

Comment, dans ces conditions, se pratique le respect de la liberté du malade? Pour F. Piette, il s'agit avant tout d'*expliquer* au malade ce qui est prévu pour lui. «Les gens de 90 ans savent qu'ils mourront. Ils ont droit à des explications claires, de façon à savoir quel sera leur sort, et à pouvoir dire, le cas échéant : "Cela suffit"; ce qui d'ailleurs est à comprendre à la lumière des remarques précédentes.»

L'indispensable connaissance de la personne

Quelle que soit la manière dont on exprime le respect de la liberté de la personne soignée, «la laisser exprimer son choix», «a-t-elle le sentiment d'avoir accompli sa vie?», «a-t-elle perdu définitivement le bonheur de vivre?», il n'en reste pas moins que le respect de cette liberté exige une *connaissance personnelle* de la personne par les soignants. Mais une connaissance étalée dans le temps,... un temps que donne précisément le Long Séjour!

«Si on veut au dernier moment écouter le malade, il faut l'avoir écouté *tout au long de son existence à l'hôpital.* Or, trop souvent, il n'est pas écouté. On fait attention à lui au moment où il va mal et où le médecin intervient! Et c'est cela la disproportion signalée tout à l'heure.

«C'est compliqué; il y a dans les "divisions" actuellement une telle concentration de misères, et des équipes différentes de soignants selon les horaires. Mais l'important est cependant qu'on sache ce que pense, ce que veut le malade. Cela demande toute une *écoute*, et le rassemblement de tout ce que recueillent les différents soignants, de jour, de nuit... Cela demanderait un effort considérable, mais indispensable, dans les salles de long séjour.» (J. Lacan.)

Car l'écoute, déjà difficile, ne suffit pas! Encore faut-il que la connaissance du malade, recueillie par les divers soignants, soit *transmise*, et acceptée. J. L., aide-soignant, travaillant de nuit, souligna sa séparation d'avec les médecins et infirmiers travaillant de jour. «Ce que je vis n'est pas transmissible aux états-majors.»

Les autres participants de la table ronde soulignèrent la nécessité de *réunions de service* où tous, aides-soignants, infirmiers, médecins puissent exprimer leur avis sur chaque malade, et préparer ainsi les décisions de soins ou d'arrêt de traitement, et cela *quel que soit le niveau hiérarchique* de chacun. Réunions nécessaires, mais les barrières hiérarchiques existent encore! «Il y a la trame du quotidien, le rabotage des postes, les licenciements déguisés; aussi, le petit personnel ne relève-t-il pas la tête; on est muselé. Alors la transmission des connaissances, les échanges, la collégialité...» (J. L.)

Ces barrières hiérarchiques sont un des grands obstacles au respect des malades. «Un médecin qui ne connaît pas personnellement un de ses malades ne devrait pas prendre de décision sans avoir recueilli l'avis de ceux qui le connaissent» (E. Vasseur). Mais en combien de services existe la communication indispensable?

L'interne de garde

Ce problème devient spécialement dramatique la nuit, car les décisions doivent alors être prises par l'interne de garde, qui est dans l'impossibilité matérielle de connaître tous les malades. Certains services constituent bien un dossier, synthèse de toutes les remarques faites par les soignants; mais à 2 heures du matin, l'interne n'a pas le temps de le consulter.

«Au téléphone, l'infirmière a bien donné des éléments; elle a signalé que Mme X... va mal : "elle fait sans doute une embolie pulmonaire, elle avait fait une phlébite". Il est exceptionnel qu'elle dise aussi : "Mme X... est démente, elle a des escarres qui lui rongent le sacrum, elle a déjà exprimé de multiples fois que sa vie n'a plus d'intérêt." Ce n'est pratiquement jamais dit. Ce sont des données de poids qui pourraient peser lourdement sur la décision; mais celui qui les exprimerait deviendrait un homme de poids; *or, la société ne reconnaît pas à un aide-soignant, ni à une infirmière un tel poids*. C'est marqué notamment par l'échelle de salaire qui va de 1 à 6, entre l'aide-soignant et le médecin titularisé!» (E. Vasseur.)

Aussi, très souvent, l'interne de garde prend une décision en fonction des seuls éléments médicaux apparents... ou de son angoisse. Plus question alors de liberté du malade, de respect de sa volonté... A moins que l'interne fasse confiance à l'équipe de nuit, ou que le service ait prévu qu'un membre de son «état-major» puisse toujours être joint au téléphone à toute heure de la soirée ou de la nuit, ce qui est réalisé dans quelques services; mais c'est sans doute encore très rare.

Convergences et divergences

La table ronde insista donc sur la nécessité d'un «*esprit gérontologique*», ouvert à toutes les particularités des personnes âgées, et pas seulement sur le plan médical. Seul un tel esprit peut conduire à procurer aux personnes placées en Long Séjour des soins *adaptés et proportionnés à leurs véritables besoins.*

La décision de ne pas entreprendre ou de suspendre un traitement quand il ne correspond plus aux besoins ou à la volonté du malade exige un *esprit d'équipe*, une *communication* entre les différents soignants par delà les différences hiérarchiques. De telles décisions «collégiales[2]» sont indispensables si l'on veut éviter les excès de soins et respecter la liberté du malade. Ceci sans supprimer la *nécessaire responsabilité portée par un seul homme.* «Il faut qu'il y ait une seule personne qui soit responsable, après avoir pris tous les avis; et cette personne, c'est le médecin.» «La décision ne doit pas être prise par un comité, une commission; elle doit être prise en dernier ressort par un seul; mais il est souhaitable que tous puissent s'exprimer et s'engager personnellement dans l'avis qu'ils formulent.»

De telles conclusions éthiques ne peuvent être vraiment mises en œuvre que si les conditions de travail sont

2. Le terme de «collégial», plusieurs fois employé lors de la table ronde, est peut-être ambigu. Mais son sens est précisé par ce qui suit.

satisfaisantes, et si le personnel situé au bas de l'échelle hiérarchique ne se sent pas *muselé* par un statut trop précaire.

Mais des *divergences* apparurent au cours de la table ronde, qui ne furent pas approfondies, malgré leur importance. Tous acceptèrent la distinction entre thérapeutique à visée curative et thérapeutique de confort; mais la barrière n'était sans doute pas mise par tous au même endroit. Tous ne recommandaient pas la même attitude face à la «sacro-sainte loi, parfois abusive, de réhydrater le malade en fin de vie, par perfusion». Tous ne portaient pas le même jugement sur l'emploi des analgésiques, notamment sur la prescription à intervalles réguliers de morphine. On retrouva donc, vis-à-vis des personnes âgées, les divergences qui séparent le corps médical et les autres soignants, à propos des soins terminaux. Mais ces divergences font saillir plus clairement les nombreux points de convergences. Convergences qui font apparaître l'*immense effort qui reste à accomplir* par notre société si elle veut offrir des conditions de vie respectueuses de l'humanité aux personnes âgées hospitalisées, spécialement à celles du 4e âge et aux incurables.

Notre société aime les débats sur le «respect de la vie». La vie est, certes, à respecter, et il faut se garder d'une évolution qui pourrait conduire à l'euthanasie sociale et à «l'insécurité sociale des vieillards». Mais ce concept de «respect de la vie» devient tout à fait abstrait si l'on oublie le respect de la liberté d'autrui et le respect des personnes. Or, respecter une personne hospitalisée, spécialement si elle est «hospitalisée à vie», c'est se soucier de lui permettre de *vivre*, de vivre une vie où la notion de bonheur ne soit pas totalement exclue!

5. La tentation de légiférer

Le 6 avril 1978, le sénateur Henri Caillavet déposait sur le bureau du Sénat une proposition de loi relative à l'acharnement thérapeutique et au «droit de vivre sa mort», qui suscita de nombreux débats et polémiques. Elle a eu le mérite d'offrir l'occasion de réfléchir aux *difficultés* et aux *dangers* d'une législation portant sur les soins à donner aux grands malades.

La difficulté de rédiger un texte de loi

Une telle législation devrait d'abord préciser à qui elle s'applique, dans quelle situation elle concerne une personne déterminée. La législation sur l'alcootest concerne tous les citoyens qui se mettent dans la situation de conducteurs de véhicules automobiles. C'est assez clair. Mais la proposition de loi de M. Caillavet?

Ce que cherchait le sénateur selon son «exposé des motifs», c'était de faire explicitement reconnaître par un texte de loi le droit de tout homme de « refuser la technologie médicale si elle lui paraît excessive, déshumanisante, génératrice de douleurs supplémentaires, et surtout, tragiquement inutile, lorsque l'issue fatale ne peut être évitée ». Un tel langage exprimait une visée *éthique*, que nous partageons d'ailleurs totalement, mais il n'est pas *juridique*. Aussi M. Caillavet essaya-t-il ensuite d'inscrire cette visée dans une « proposition de loi » et d'y préciser quels sont ces hommes menacés de recevoir des soins « tragiquement inutiles ». Selon le texte, ce seraient tous les malades et blessés atteints d'une *affection incurable* et dont la vie ne peut être prolongée qu'*artificiellement*.

Ce texte peut être appliqué aux insuffisants rénaux chroniques non susceptibles de recevoir une greffe (et même peut-être à ceux qui ont bénéficié d'une greffe rénale), aux déficients cardiaques qui ont besoin d'un stimulateur cardiaque pour survivre et, d'une façon générale, à tous les malades chroniques qui ne sont maintenus en vie que par un traitement régulier. Or, ce n'est pas à eux que pensait l'auteur de la proposition de loi : les *concepts* qu'il employait *dépassaient donc la situation* qu'il voulait cerner; cela vient notamment du fait que l'expression « prolonger artificiellement la vie » est beaucoup trop vague et son contenu trop incertain; car, en médecine, quelles sont les limites de « l'artificiel » ?

« Mais mon texte peut être amendé », reconnaissait son auteur. C'était une réponse légère pour qui partageait la responsabilité du législateur, car elle refusait précisément de voir la *difficulté* qu'il y a à légiférer dans un domaine aussi délicat : la difficulté de trouver des concepts appropriés, à laquelle se sont heurtés sans succès d'autres juristes. Peut-être cette difficulté n'est-elle pas insurmontable, mais, du moins, est-elle un indice de la *complexité* du problème de la décision médicale à l'égard d'un malade menacé de mort.

La décision médicale

La remarque précédente nous introduit à une question plus importante encore : Est-il souhaitable que le législateur intervienne dans ce champ si complexe de la *décision médicale? Fixer par la loi* des modalités précises à l'élaboration de cette décision contribuera-t-il à la défense de la liberté du malade, ou cela aura-t-il des effets exactement contraires au but recherché?

Il nous faut donc revenir à une réflexion sur la nature de la décision médicale, déjà esquissée dans un chapitre précédent[1]. Dans bien des problèmes de santé, le bilan avantages-inconvénients pour le patient de l'intervention médicale est clair; le médecin propose un traitement et l'accord du patient est facilement obtenu à partir du moment où il a été informé de la situation et où il a surmonté certaines peurs que notre société reconnaît comme non fondées (peur de la chirurgie, peur de l'hospitalisation...).

On peut donc dire en de tels cas : *c'est la science qui tranche la question*. (Nous verrons plus loin quels correctifs il faut apporter à cette affirmation.) Mais il n'en va pas toujours ainsi : bien souvent la décision médicale doit se muer en «art», c'est-à-dire tenir compte de considérations scientifiques mais aussi de bien autre chose beaucoup moins objectivable. Car la physiologie ne rend pas totalement compte de ce qu'est l'homme en bonne santé, ni de la pathologie de l'homme malade. Le fait humain déborde le domaine du *savoir* médical, et la décision médicale est obligée de tenir compte du caractère irréductible du sujet humain, faute de quoi elle risque de se révéler inadaptée et inefficace, ou même, à la limite, de mépriser la dignité et la liberté humaines.

L'art de la décision thérapeutique (par opposition à la *science* médicale) consiste en la prise en considération

1. Cf. chapitre 3.

des *particularités de l'individu* : sa structure psychique , ses conditions de vie, ses insertions familiales et professionnelles et plus encore ce qui fait qu'il est lui-même et pas un autre, ou, diraient certains psychanalystes, *son désir.* Tout ceci est inaccessible au «*savoir*» et ne peut être perçu que dans une «*connaissance*» qui nécessite une *relation* de personne à personne.

La décision thérapeutique devient ainsi assez souvent un *jeu subtil* entre médecin, malade et entourage, *chacun prenant part, sous un mode différent, au choix final*, lequel n'est d'ailleurs souvent qu'un compromis. Faute de procéder ainsi, les ordonnances risquent de ne pas être respectées, les régimes de ne pas être suivis, ou le malade lui-même, se sentant prisonnier d'une institution, de ne plus vouloir guérir : ce qui est le cas des personnes âgées hospitalisées qui se laissent dépérir ou de patients qui s'enferment dans leur statut de malade.

Nous avons vu intervenir dans la décision médicale des facteurs inaccessibles au seul raisonnement scientifique. Encore ne s'agissait-il jusqu'à présent que de choisir entre les différentes formes de traitement. Mais la difficulté redouble quand une question plus redoutable vient à se poser : *Faut-il même traiter?*

Une telle question est totalement hors du champ de la démarche scientifique. La science médicale n'offre que des statistiques : en telle situation, tel traitement obtient tel pourcentage de succès par rapport à tel but recherché. Elle ne dit jamais : il faut faire ceci. Si tout à l'heure nous avons dit : «en certains cas, la science tranche», c'est en raison d'un *consensus éthique collectif.* Lorsqu'on est atteint d'une affection grave et que l'on peut être rétabli en bonne santé par des soins simples, on *doit* se soigner; toute autre attitude serait déraisonnable (ou suicidaire).

Mais aux portes de la mort, lorsque l'espoir de guérison est très faible et qu'un traitement serait source de souffrances supplémentaires, ou si l'on peut prévoir que la survie éventuelle serait grevée de très lourdes séquelles, on peut légitimement hésiter. Nous avons vu[2] que le médecin doit s'incliner devant un refus exprimé par le malade librement, en connaissance de cause, de façon ferme et mûrement réfléchie; que parfois il est possible d'interpréter la volonté du patient. Sinon, on ne peut que décider au nom du malade et pour son bien. Il faut alors tenir compte d'éléments multiples, difficilement objectivables, accessibles non à ceux qui ont une pure attitude de scientifiques, mais à ceux qui sont capables d'attention, d'une écoute aussi fine que possible du malade; le médecin peut être de ceux-là; mais il n'est pas le seul. Une attitude de *concertation* entre les médecins, les autres soignants et la famille est donc indispensable à la préparation d'une décision raisonnable et humaine, même si en fin de compte l'équipe médicale est seule à porter la responsabilité du traitement entrepris ou de son interruption.

La proposition de loi Caillavet : une régression

Un accord commence à se faire au sujet de l'attitude décrite ci-dessus. La proposition de loi de M. Caillavet marque, par contre, une double régression :

– Vis-à-vis de ceux qui auraient signé leur «déclaration», la décision la plus importante serait prise en fonction de considérations purement médicales : la maladie est-elle ou non incurable? La thérapeutique est-elle ou non artificielle? Aucun compte ne serait tenu des facteurs sortant du domaine médical et dont nous avons souligné l'importance.

– Cette critique n'est pas la plus fondamentale, car un tel processus de décision serait employé à l'égard d'hommes qui l'auraient expressément choisi. En signant leur

2. P. 35 et suivantes.

«déclaration», ces hommes prennent le risque de se voir privés de soins que le moment venu ils souhaiteront peut-être; ils prennent aussi le risque de se voir imposer des traitements inutiles qu'un jugement prudent et éclairé par une concertation humaine leur aurait évités mais qui seraient considérés comme «obligatoires» en raison d'une interprétation restrictive de la législation. «Peu importe, disait en substance M. Caillavet. Je désire vivre – et mourir – en bénéficiant d'une telle législation, même si elle présente des inconvénients. D'autres ont le même désir que moi, peu nombreux sans doute, car en Californie, Etat dont la population est le tiers de celle de la France, moins de 2.000 personnes ont signé la "directive" prévue par le "Natural Death Act" (cf. annexe p. 70-71). Mais même si nous sommes peu nombreux, *nous avons le droit* de bénéficier d'une telle législation. *Les autres sont libres* de ne pas signer de déclaration[3].»

Pourquoi, en effet, refuser une législation qui ne s'appliquerait qu'à quelques milliers de personnes qui auraient choisi de se placer elles-mêmes sous cette législation, *si* celle-ci ne change rien pour les autres? Ceux qui se marient, par exemple, choisissent bien une forme ou une autre de contrat de mariage.

Mais il n'en va pas de même dans le domaine auquel nous réfléchissons actuellement. En effet, le présupposé juridique de M. Caillavet est qu'actuellement «le médecin qui ne mettrait pas tout en œuvre pour sauver la vie de son malade engagerait sa responsabilité civile, conformément à l'article 1282 du Code Civil, et encourrait des poursuites pénales éventuelles pour non-assistance à personne en danger, en application de l'article 63 du Code Pénal[4].» Une telle interprétation du Code Pénal, une telle conception de la «*non-assistance à personne en*

3. Cf. le «Débat sur la proposition de loi du sénateur Caillavet» organisé à Clamart, le 15 juin 1978.

4. Proposition de loi n° 301. Sénat. 6 avril 1978. Exposé des motifs, p. 2.

danger» sont sans doute fortement contestables. Ayant personnellement interrogé certains des juristes qui soutiennent ces affirmations et leur ayant demandé s'ils connaissaient un seul cas où de telles poursuites auraient été engagées, j'ai obtenu comme réponse : «A notre connaissance, pas un seul cas; mais cela pourrait se produire.»

Si elle était votée telle quelle, la proposition de loi *renforcerait une telle interprétation*. L'article 6, jugé essentiel par M. Caillavet[5] stipule «qu'aucune sanction ne pourrait être encourue» par le médecin qui se serait abstenu de soins inutiles à l'égard de malades qui auraient signé une déclaration. Le corps médical, de plus en plus préoccupé par la menace de poursuites juridiques, en tirerait la conclusion qu'il pourrait être poursuivi en cas d'abstention thérapeutique à l'égard de malades qui n'auraient pas signé de déclaration.

En résumé, voici comment on peut exprimer la logique de la proposition de loi de M. Caillavet.

Lorsqu'une affection létale incurable est découverte :

– Ou bien le patient a *signé sa «déclaration»*. Dans le choix des soins à lui donner, le médecin ne peut tenir compte que d'un seul facteur, le caractère «artificiel» ou non des thérapeutiques; il est astreint à ne tenir aucun compte de tout autre facteur, pas même de la volonté profonde qu'il pressentirait chez le patient (une seule exception : la révocation expresse de sa déclaration par un patient qui en a encore la possibilité).

– Ou bien le patient *n'a pas signé* de déclaration ou l'a révoquée. Le médecin doit alors «tout mettre en œuvre pour sauver sa vie», même si ces thérapeutiques apparaissent à l'évidence «tragiquement inutiles». Autrement dit, en termes plus journalistiques : l'acharnement thérapeutique est obligatoire.

---

5. Ibidem, p. 7.

Les dangers d'une législation relative à la décision médicale

Si nous nous sommes ainsi étendu sur une proposition de loi déposée il y a déjà un certain nombre d'années, c'est pour donner une illustration des dangers de l'intervention du législateur en un domaine si délicat : les résultats peuvent être exactement contraires au but recherché ! *A vouloir légiférer en trop de domaines avec l'intention de protéger la liberté des individus, on risque d'emprisonner ces individus dans les mailles d'un filet juridique abstrait et inadéquat.*

En fait, on ne peut faire progresser l'humanisation du mourir et éviter l'emploi de techniques médicales « tragiquement inutiles », qu'en favorisant l'instauration d'une concertation entre le médecin, les autres soignants, les malades et les familles ; et cela ne dépend pas essentiellement d'une législation.

Si, cependant, le législateur ne pouvait pas résister à la tentation de légiférer, il serait fondamental qu'il ait pour souci premier de favoriser une telle concertation. Par exemple irait dans ce sens la reconnaissance légale du droit de chacun de désigner un « représentant » qui ait sa confiance et qui aurait mission, le moment venu, de le « représenter » et de participer aux décisions. Une telle innovation aurait d'ailleurs des avantages ; mais ceux-ci risqueraient d'être réduits à néant par le fait même de l'intervention de la loi dans le processus des prises de décision : comment échapper à l'institution de commissions, et donc aux retards incompatibles avec une bonne médecine, et finalement à une *perte du sens de ses responsabilités* de la part d'un corps médical embrigadé et contrôlé de trop près ?

Certains juristes veulent cependant renforcer la protection *juridique* du corps médical contre une interprétation extensive du concept de « non-assistance à personne en danger ». Or, le seul langage adéquat qui ait été tenu jusqu'à présent, au sujet du refus de l'acharnement thérapeutique, est un langage *éthique.* La tentative de M. Caillavet montre la difficulté du passage du domaine éthique à la *formulation* juridique. Il existe un texte qui emploie ce langage éthique et a en même temps une valeur juridique : *Le Code de Déontologie Médicale.* Il serait peut-être souhaitable de mieux y préciser les devoirs du médecin face aux malades qui sont aux portes de la mort, *si* de telles précisions s'avèrent vraiment nécessaires.

De toute façon, ce ne sont pas des textes, aussi bien rédigés soient-ils, qui feront parvenir notre société à une attitude de *sagesse* face au développement actuel des techniques. Or, c'est bien la sagesse, la prudence, la mesure qu'il nous faut redécouvrir. Cela exige un effort général de réflexion sur les *bienfaits et les limites des techniques (et une réflexion équilibrée* : car il ne s'agit pas de remplacer une médecine «opiniâtre» par une médecine laxiste et euthanasique). Cela demande surtout une confrontation paisible de tous les soignants dont la différence de points de vue représente une richesse qui n'est pas toujours utilisée.

N'est-il pas temps aussi de prendre conscience que le recours à des techniques médicales cache parfois *le besoin des soignants et des familles de se protéger* contre l'image de la mort? «Tout faire», même jusqu'à la démesure, peut être un moyen de se déculpabiliser analogue aux rites d'autrefois. Puisqu'il est si difficile de rester démuni et désarmé face à la mort d'un autre et que les techniques médicales à visée curative se révèlent parfois inutilement agressives envers le grand malade, il est urgent de développer en France des techniques *palliatives.* Une fois généralisées et passées dans les mœurs, elles aideront soignants et familles à acquérir la conviction que «ce qui devait être fait a été fait», sans qu'il ait été besoin pour cela d'utiliser toute la panoplie des techniques médicales disponibles[6].

ANNEXES

Dispositions principales de la proposition de loi Caillavet

1. Droit pour tout majeur sain d'esprit de «déclarer sa volonté qu'aucun moyen médical ou chirurgical autre que ceux destinés à calmer la souffrance ne soit utilisé pour prolonger artificiellement la vie s'il est atteint d'une affection accidentelle ou pathologique incurable».

2. Cette déclaration doit être renouvelée tous les cinq ans, sous peine de nullité. Elle peut être révoquée à tout moment.

3. «La mise en œuvre de la volontée exprimée conformément aux articles qui précèdent est subordonnée à la constatation, par trois médecins, du caractère incurable en l'état des connaissances de l'affection dont est atteint le déclarant et du fait qu'elle est de nature à entraîner inéluctablement son décès.»

6. Aucune sanction ne peut être encourue par les personnes qui se conforment à une telle déclaration.

La législation californienne

A la lecture de ce chapitre, certains lecteurs se sont peut-être demandé : «Si la proposition de loi de M. Caillavet repose sur une logique si abstraite et à la limite inhumaine, comment se fait-il que la *Californie*, par exemple, ait adopté une législation semblable en 1976?»

On peut faire remarquer que rares sont en France ceux qui

---

6. Ceci sera longuement développé dans les chapitres consacrés à la douleur et à son traitement.

parlent de la législation californienne en connaissance de cause. Qui a lu la loi n° 3060 connue sous le titre de « Natural Death Act » ? En fait cette loi est *très différente* de ce que propose M. Caillavet. La « directive » qu'elle prévoit (analogue à la « déclaration » proposée pour la France) n'a en fait qu'une valeur *indicative* de la volonté du malade : le médecin est invité à en tenir compte, parmi d'autres facteurs tels que les réactions de la famille, *mais il n'est pas lié par elle.* La « directive » n'acquiert toute sa force que si le malade a été informé du caractère « terminal » de l'évolution de sa maladie et a réitéré son refus des soins au moins quatorze jours après cette information. La « directive » est donc un moyen pour le patient de *prendre lui-même sa décision, en toute conscience et lucidité, au moment même* où il est très gravement malade.

La législation californienne est donc très nuancée (son énoncé s'étend d'ailleurs sur 5 grandes pages). Demeure cependant la question essentielle que nous avons posée dans l'article ci-dessus :

Cette législation ne s'applique qu'à un nombre très limité de cas ; par exemple, même si elle avait été adoptée en temps utile dans l'Etat de New Jersey, elle n'aurait pas résolu le drame occasionné par Karen Ann Quinlan, cette jeune américaine dont l'image a été utilisée abusivement en France (cf. chapitre suivant). Faut-il donc que *l'ensemble de la population* supporte les répercussions difficilement prévisibles d'une législation qui ne s'applique chaque année qu'à de *très rares individus ?*

6. L'homme que l'on soigne est-il encore vivant?

Jusqu'à une époque récente, la question majeure posée à la médecine à propos de la mort a été celle de sa constatation : quand affirmer que la mort s'est produite? Celui qui était préposé à cette fonction – cela n'a pas toujours été le médecin – ne risquait-il pas de se tromper? A certaines époques, bien des hommes ont craint d'être enterrés avant même d'être morts et de subir l'effroyable asphyxie du vivant muré à l'intérieur de son tombeau. Aujourd'hui, le problème est inverse : ne risque-t-on pas de déclarer vivants et de soigner longuement des êtres qui ont depuis longtemps cessé d'être des sujets humains?

Pendant des siècles, on a retenu comme critère de la mort l'arrêt des battements cardiaques et de la respiration. L'invention des respirateurs artificiels et l'apprentissage par le personnel soignant de gestes tels que le massage cardiaque ont radicalement remis en cause les critères précédents. Si le cœur s'arrête, il est possible, en certains cas, de le «remettre en marche». La respiration et les autres grandes fonctions vitales de l'organisme peuvent aussi être suppléées s'il leur arrive d'être – momentanément ou définitivement – défaillantes. Grâce aux techniques de réanimation, le médecin peut désormais assurer, pendant des semaines et des mois, la circulation sanguine, la respiration, l'excrétion et la nutrition d'un organisme. Mais l'homme, lui, est-il toujours vivant ? Ou assure-t-on seulement le fonctionnement des organes d'un homme mort, avec tout ce que cela peut avoir de dérisoire et de dénué de sens ?

Le coma dépassé ou mort cérébrale

Dans les années 1955-1960, certains réanimateurs se trouvèrent confrontés à des cas qui les remplirent de stupéfaction et leur posèrent de douloureuses questions de conscience. Les corps humains qu'ils soignaient présentaient bien des signes de la mort, et pourtant ils étaient vivants selon les critères alors reçus : respiration et circulation sanguine étaient assurées. Situation insupportable : comment demander au personnel médical et infirmier de prodiguer des soins intensifs, lourds et accaparants, à ce qui ressemblait tant à un cadavre ? Mais comment décider de «débrancher la machine» et d'arrêter ainsi le cœur qui s'obstinait à battre ?

Il apparut assez vite que ces états étaient liés à une destruction irréversible du cerveau : «En 1959, lors de la 23e Réunion neurologique internationale, deux d'entre nous donnaient, à partir de 23 cas, la première description du coma dépassé. Cet état nouveau était si particulier qu'il apparaissait relever plus du physiologiste que du médecin, puisque traduisant la mort du cerveau alors que la respiration et la circulation – et partant la vie des viscères – étaient entretenues par des moyens artificiels. Ce premier mémoire se terminait en prévoyant, d'une part, les multiples problèmes qu'il allait inéluctablement poser, et en précisant, d'autre part, notre propre éthique de réanimateur, éthique qui ne pouvait alors conduire qu'à la poursuite des manœuvres de réanimation jusqu'à l'arrêt cardiaque définitif[1].»

Déclaration paradoxale : ces médecins disent qu'ils reconnaissaient la mort du cerveau, et partant la disparition totale et irréversible de toute possibilité de conscience, de sensibilité, de personnalité, de relation à autrui, bref de tout ce qui fait qu'un homme est un homme; et cependant ils poursuivaient les soins. Ne nous en étonnons pas : il faut du temps pour s'habituer à des questions nouvelles, par exemple pour ne plus lier la constatation de la mort à l'arrêt des pulsations du cœur.

En fait, le pas fut relativement vite franchi. Il l'était déjà quand en 1968 parut une circulaire du ministère des Affaires sociales, invitant les réanimateurs à signer l'acte de décès quand ils peuvent affirmer «le caractère destructeur et irrémédiable des altérations du système nerveux dans son ensemble[2].»

Il a été possible de passer si vite d'une représentation de la mort à une autre, en raison de toutes les recherches médicales menées sur ce sujet, et notamment des recherches électro-encéphalographiques qui permirent de définir des critères techniques irrécusables de la destruction du système nerveux central. Ces recherches ont été facilitées par les prises de position courageuses du pape Pie XII au sujet de ce qu'on appelle désormais l'acharnement thérapeutique[3]. Dès 1957, Pie XII prenait parti à propos des techniques de réanimation qui n'étaient encore guère développées, et reconnaissait que l'on peut légitimement s'abstenir de soins qui imposeraient soit au

---

1. «Le coma dépassé», par P. Mollaret, M. Goulon et collab., in *Réanimation et Ethique Médicale*, p. 17, Librairie Arnette, 1970.

2. Cf. «Le coma dépassé», par M. Goulon et P. Babinet, in *«Critères de la mort et greffes d'organes»*, Cahiers Laennec, septembre 1970, p. 12.

3. Pie XII, Problèmes médicaux et moraux de la réanimation, *Documentation Catholique*, 22 décembre 1957, colonnes 1605-1610.

malade soit à la famille une charge «extraordinaire», c'est-à-dire démesurée ou disproportionnée en regard des résultats prévisibles pour le patient. Ce texte dissipa chez certains médecins l'angoisse «d'arrêter un cœur qui bat encore». Ils se résolurent, en de telles situations, à suspendre la réanimation et purent constater que la respiration s'arrêtait aussitôt; et l'autopsie montrait alors que le cerveau était depuis un certain temps totalement hors d'état de remplir ses diverses fonctions.

D'autres motivations jouèrent aussi un rôle dans cette acceptation assez rapide par la communauté scientifique internationale du concept de «coma dépassé» ou «mort cérébrale» : la reconnaissance de la mort d'un homme maintenu en réanimation permettait de *prélever des organes* en bon état, notamment les reins et le cœur, et d'œuvrer ainsi pour la vie de receveurs attendant le don d'un greffon.

Les comas irréversibles

Si nous avons évoqué les questions qui ont meublé de nombreux débats de 1960 à 1970, mais sont désormais résolues, c'est pour apporter quelque lumière sur un sujet encore actuel, qui remplit de perplexité certains médecins : celui des comas irréversibles.

En cas de coma dépassé, la destruction de l'ensemble du système nerveux central entraîne l'abolition de toute régulation des organes entre eux; le corps n'est plus un ensemble structuré, mais une juxtaposition d'organes que seuls des moyens artificiels peuvent maintenir en état de fonctionnement[4]. Le coma dépassé n'est donc pas vraiment un coma : «Il se situe bien au-delà du coma

4. Voir sur ce point : «Les signes de la mort et la survie apparente artificielle», par R. Nedey in *Informations Médicales de la SNCF*, nº 104.

même le plus profond», selon l'expression de ceux-là mêmes qui ont forgé l'expression[5], et c'est pourquoi l'expression de «mort cérébrale» est nettement préférable.

Le coma proprement dit, lui, ne comporte pas cette abolition de la fonction de *régulation de l'organisme*, c'est une *perte prolongée de l'état de conscience et de la vie de relation*, perte souvent transitoire si les soins donnés sont adéquats. Nous connaissons tous de ces traumatisés crâniens revenus à une vie plus ou moins active, porteurs de séquelles plus ou moins graves, après être restés pendant des semaines entières dans un coma profond.

Par contre, certains comas, dus à des lésions neurologiques définitives, sont *irréversibles*[6]. Le drame est que souvent les fonctions végétatives sont conservées, la respiration spontanée est efficace, la circulation stable, et la régulation thermique correcte, si bien que cet état peut se maintenir en dehors même des services de réanimation pendant des mois et des années, si sont donnés des soins infirmiers minutieux[7]. Aujourd'hui, l'on demande donc au personnel infirmier d'assurer ces soins lourds et accaparants, mois après mois, auprès de ceux qui sont désignés, dans le langage cru des hôpitaux, par le terme significatif de «plantes vertes». La famille vit souvent un drame effroyable : des parents vont guetter jour après jour pendant 6 mois, un an, 18 mois, 10 ou 20 ans, le moindre signe d'amélioration, et vivre le conflit intérieur, épuisant, d'un espoir sans limite et du désir culpabilisant «d'en finir».

Voici comment un manuel de réanimation, après avoir

---

5. Cf. «Le coma dépassé», par M. Goulon et P. Babinet, in *Cahiers Laennec*, septembre 1970, p. 5.

6. Cf. President's Commission, *Deciding to Forego Life – Sustaining Treatment* (Washington, 1983), p. 171-196.

7. Tel était l'état dans lequel avait sombré la jeune Américaine Karen Ann Quinlan dont les parents avaient demandé l'arrêt des tentatives de réanimation. Celles-ci furent suspendues; mais la vie végétative se maintint.

défini le coma irréversible comme «perte définitive de la conscience et de la vie de relation», en décrit le «traitement» : «Le traitement est identique à celui des comas prolongés. Parfois l'évolution peut se prolonger pendant des années. La mort est liée habituellement à une infection aiguë des voies respiratoires ou urinaires[8].»

A quel moment est-on mort comme sujet humain?

Ce langage, à mon avis, est tout aussi critiquable que celui de 1959 au sujet du coma dépassé. Les auteurs considèrent que la mort peut survenir des années après la perte définitive de la conscience et de la possibilité de relation. Je pense qu'il faudrait au contraire affirmer avec force que la conscience et la vie de relation sont essentielles à la définition même de la personne humaine, que celui qui en est *définitivement privé* est mort comme sujet humain, et que prodiguer des soins à un tel organisme est en fait dérisoire. Sinon, qu'est-ce qui nous autorise à prélever un cœur ou des reins en cas de coma dépassé? Serait-ce que l'état de coma dépassé ne peut se maintenir plus de quelques jours? On ne prélève pas le cœur d'un malade qui n'a plus que quelques jours à vivre. Serait-ce que la fonction de régulation des différents organes est abolie? Mais pourquoi privilégier cette fonction par rapport aux autres?

Certains médecins risquent de réagir avec beaucoup d'agressivité aux affirmations précédentes, en montrant combien les cas de coma dépassé et de coma irréversible se présentent de façon différente : dans ce dernier cas, ne s'est pas encore créé un consensus international sur les critères permettant de porter à coup sûr le diagnostic

8. *Principes de réanimation médicale*, D. Kleinknecht et collab., Flammarion 1975, p. 368.

de l'irréversibilité du coma. Certes, mais ne confondons pas deux questions, celle de la *réalité de la mort* et celle des *signes* permettant de constater cette réalité. Un médecin peut bien manquer des signes irrécusables lui permettant d'affirmer la présence d'un cancer chez un malade, et ce cancer n'en exister pas moins.

De l'objection précédente, on peut tirer cependant plusieurs conclusions. Il est urgent que soit organisée à l'intérieur de la communauté scientifique internationale une confrontation sur les signes de l'irréversibilité de certains comas, confrontation difficile et qui demandera du temps, car le coma irréversible n'est pas comme le coma dépassé un état-limite reconnaissable à des signes finalement relativement simples. D'autre part, les juristes, philosophes et théologiens se doivent de réfléchir et de se confronter à propos de ce qui permet d'affirmer qu'un être humain a définitivement cessé de vivre comme tel. Une telle confrontation sera difficile et passionnée. Surgira certainement la question du statut de l'embryon, car à ce stade de son développement l'être humain n'est pas encore parvenu à la conscience et à la relation à autrui. On peut cependant espérer que sera rapidement dépassée la comparaison entre un embryon en cours de développement et un corps définitivement réduit à une pure vie végétative : l'embryon possède en lui-même, à condition de ne pas être séparé de sa mère, toutes les potentialités qui lui permettront de parvenir ultérieurement au stade de personne humaine accomplie; ces potentialités, le corps en état de coma profond irréversible les a au contraire irrémédiablement perdues. La comparaison est donc tout à fait inadéquate.

Dans l'attente de ce double consensus relatif aux critères médicaux de la reconnaissance de l'irréversibilité d'un coma profond et aux fondements juridiques, philosophiques et théologiques de l'affirmation de la mort, les professionnels de la santé ne peuvent que continuer à prendre soin de ces corps avec lesquels ils n'entreront jamais dans une relation humaine. Et les familles continueront à guetter, jour après jour, année après année, le plus faible signe de réveil... Lourde épreuve pour tous, qui montre la nécessité d'aborder de front de tels problèmes[9]. Mais du moins les médecins doivent limiter le niveau des soins dès qu'ils ont acquis la quasi-certitude de l'irréversibilité du coma, et éviter autant qu'il leur est possible de créer de telles situations par des réanimations intempestives.

Il faut prendre acte d'un fait : «Les progrès de la réanimation médicale ont en quelque sorte dilué le moment de la mort, qui n'apparaît plus au médecin, comme naguère, un bref instant facile à reconnaître par les seuls moyens cliniques, mais au contraire une période de passage d'une durée variable et de limites floues d'un état vers un autre (...). Il s'agit de définir les critères actuels de la mort, en sachant que ceux d'hier ne sont peut-être plus valables, et que ceux de demain risquent de n'être plus ceux d'aujourd'hui[10].»

---

9. Ces problèmes commencent à être largement débattus. Aux Etats-Unis, la «Commission du Président pour l'étude des problèmes éthiques» publia en juillet 1981 un long rapport sur «la définition de la mort» (*Defining Death*). La position exposée dans ce chapitre fut rejetée, en raison notamment du manque de consensus dans la société américaine au sujet de ce que sont la vie et la mort. Mais c'est précisément à un tel consensus qu'il est urgent d'essayer de parvenir.

10. J.P. Cachera : «Don d'organes et réanimation médicale», dans *Réanimation et Ethique médicale*, p. 50.

DEUXIÈME PARTIE

Le traitement de la douleur

7. Un centre anglais de traitement de la douleur

Il n'est pas facile de rendre compte de ce qu'est réellement Saint-Christopher's Hospice, ce petit hôpital de soixante-dix lits de la banlieue sud-est de Londres. Comment seulement traduire «hospice»? L'homonyme français n'a guère de rapport avec le terme anglais. Aussi, quand il faudra employer un terme français, nous parlerons de «Centre Saint-Christophe», étant bien conscients de ne pas traduire l'expression anglaise*.

Les malades

Le Centre Saint-Christophe a été fondé principalement pour accueillir des malades atteints de cancers, pour lesquels toutes les ressources de la thérapeutique ont été épuisées; des «cancéreux au-delà de toute théra-

---

* Ce chapitre a été écrit en collaboration avec A. Sant' Agostini et C. Jabaud et publié dans *Laennec*, automne 1975.

peutique», aurions-nous tendance à dire, tout en sachant que l'équipe soignante du Centre critiquerait cette expression : sa conviction est, en effet que, même «condamné», tout malade relève d'une thérapeutique, mais qu'à certains moments cette thérapeutique doit être orientée avant tout vers le soulagement de la souffrance. Lorsque le Centre Saint-Christophe les prend en charge, ces malades ont déjà été soignés dans les hôpitaux et renvoyés dans leurs familles, à moins qu'ils ne soient directement adressés par l'hôpital au Centre. Celui-ci se distingue donc nettement des centres anti-cancéreux français.

Les demandes d'admission dépassent les possibilités d'accueil; sur 1.500 demandes, 500 seulement peuvent être acceptées annuellement. Aussi, le Centre choisit surtout les malades pour lesquels se posent de difficiles problèmes de *thérapeutique de la souffrance.*

Saint-Christophe se refuse à apparaître purement et simplement comme un «mouroir» ou même comme un «hôpital pour cancéreux»; aussi admet-il d'autres malades, dont la durée de séjour sera plus longue, pouvant atteindre des mois et des années, principalement des patients atteints de maladies neurologiques dégénératives dont l'état réclame un nursing attentif et un soutien psychologique. En outre, dans une aile du bâtiment habitent des «résidents âgés» qui vivent leur vie propre, mais sans être coupés des malades hospitalisés : ils assurent au Centre un pôle de permanence et de stabilité.

Enfin, Saint-Christophe suit autant de malades à domicile (out-patients) qu'il y en a d'hospitalisés (in-patients). Les premiers sont admis pour de brefs séjours et repartent chez eux, tout en gardant la possibilité d'être à nouveau hospitalisés si leur état le réclame. Nous verrons plus loin comment fonctionne ce Domiciliary Service.

Bref, on rencontre à Saint-Christophe des malades (et des non-malades) de situations assez variées, ce qui lui évite d'avoir dans l'opinion publique une image trop typée, et le fait apparaître surtout comme un centre de nursing attentif et une « clinique de la douleur ». Dans ces pages, nous nous intéresserons plus spécialement aux soins donnés aux cancéreux en phase terminale.

Le travail au Centre Saint-Christophe

Le Centre Saint-Christophe a été fondé pour répondre aux besoins particuliers des malades que nous venons d'énumérer. Parmi ces besoins prend place, évidemment, *le traitement actif* contre la maladie; mais les besoins réels du malade ne se réduisent pas à cela. « Les ressources techniques sont en constant progrès, mais le fait que l'on puisse faire quelque chose ne signifie pas toujours qu'il est souhaitable de le faire[1]. » A partir d'un certain stade de développement de la maladie, le besoin primordial du malade peut être autre. Lutter activement contre la maladie, chercher d'abord à retarder l'échéance fatale, cela peut correspondre davantage au besoin du médecin qu'à l'attente du malade.

Il est des cas, de nombreux cas, où le problème primordial, celui qui passe avant tout, est de *soulager le malade de sa souffrance*. Mr. K..., âgé de 70 ans, arrive au Centre dans l'état suivant : « Déprimé, il souffre de douleurs osseuses permanentes, plus particulièrement localisées au rachis dorsal et sacré, avec insomnies, anorexie, amaigrissement; il est capable de marcher un peu. » Au bout de quelques semaines de thérapeutique de la souffrance, « il ne souffrait plus, pouvait se déplacer sans difficulté, mangeait et dormait normalement. Se sentait

1. Nous citerons entre guillemets sans autre précision des déclarations de Cicely Saunders, fondatrice et directrice de Saint-Christophe, faites à un groupe d'étudiants et de médecins du Centre Laennec de Paris, ou contenues dans une de ses contributions à la « Foundation of Thanatology ».

exceptionnellement bien; renvoyé chez lui au bout de sept semaines. Y resta quatre mois et demi, puis s'affaiblit progressivement. Réadmis à Saint-Christophe, il y mourut huit jours plus tard[2].»

Une douleur trop intense, une souffrance mal supportée entraînent souvent la régression du malade, un état dépressif, l'incapacité de se nourrir et de dormir, la concentration de l'attention sur sa propre souffrance, la perte de la relation à autrui et finalement la perte du désir de vivre. On pourrait aller jusqu'à dire que la souffrance tue ou, du moins, hâte la mort.

Mais soulager la souffrance est un problème complexe. *Employer sans discernement et à doses trop élevées les analgésiques centraux n'est pas une bonne solution.* Parfois même, le malade le refuse, choisissant l'inconfort de sa situation pour éviter la somnolence, l'altération de sa personnalité, la perte de la relation à autrui. *C'est tout un art* que de manier les analgésiques centraux, dit Cicely Saunders, directrice du Centre Saint-Christophe; cela demande de connaître chaque drogue, ses effets secondaires, la dose nécessaire à chaque malade, à chaque phase de sa maladie; cela demande de savoir y ajouter les adjuvants convenables, de connaître le rythme d'administration le plus approprié... A ces conditions, il n'est pratiquement jamais nécessaire d'employer de très fortes doses qui altéreraient complètement la personnalité du malade.

Il nous semble que le travail, à Saint-Christophe, est orienté par trois intuitions primordiales :

La douleur physique requiert un traitement spécifique

Les douleurs et l'inconfort des cancéreux ne sont pas

2. Robert G. Twycross, «The use of narcotic analgesics in terminal illness», *Journal of Medical Ethics,* vol. 1, n° 1, avril 1975.

tous dus directement au processus de développement du cancer. Il y a de multiples manières de soulager la nausée, les vomissements, les troubles intestinaux, la constipation, l'incontinence, l'anorexie, les hémorroïdes, les maux de dents, la dyspnée... et autres épreuves communes de la maladie terminale. La chimiothérapie et la radiothérapie gardent leur utilité; l'aspirine et la codéine peuvent garder une place importante dans la pharmacopée utilisée... De toute façon, «toute douleur doit être traitée de façon spécifique aussi souvent qu'il est possible», ce qui demande à l'équipe soignante de porter une attention constante aux détails et de faire le *diagnostic des causes de l'inconfort et des douleurs* qui affligent le malade. On peut ainsi éviter de recourir sans nécessité aux analgésiques centraux et réserver leur emploi aux cas où ils sont indispensables.

Il vaut mieux prévenir la douleur que la soulager une fois apparue

«Nous croyons maintenant que les analgésiques devraient désormais être employés pour empêcher la douleur d'apparaître plutôt que pour la soulager une fois apparue, exacerbée par l'anxiété et la tension.» La souffrance est redoublée quand le malade se concentre sur elle ou éprouve l'angoisse de la voir revenir. «La souffrance est un complexe, un ensemble composé de la douleur dont on se souvient, de l'expérience actuelle de douleur, et de la douleur anticipée de l'avenir. La souffrance actuelle est aggravée par l'expérience antérieure de la souffrance et hantée par l'éventualité de la souffrance qui risque de venir[3].»

Dans la mesure où le malade sait que la douleur sera prévenue par un traitement approprié et donc ne réap-

3. Cf. Erikson, cité par C. Saunders, *op. cit.*, p. 15.

paraîtra pas, il se détend, n'y prête plus attention, ne se crispe pas dans l'attente de l'heure où l'analgésique lui sera administré. Cette détente permet d'employer des doses d'analgésiques beaucoup moins élevées, ce qui diminue considérablement les effets secondaires dus à ces analgésiques. Nous verrons plus loin les méthodes employées au Centre Saint-Christophe, spécialement dans l'administration des analgésiques centraux.

La souffrance ne se réduit pas à la douleur physique

«C'est mon dos qui a commencé à me faire mal, mais maintenant, j'ai l'impression que c'est tout mon corps qui me fait souffrir. J'ai toujours envie de pleurer et de réclamer des oreillers, et une piqûre. Mon mari et mon fils sont merveilleux, mais ils ont leur travail... Personne ne semble me comprendre, et je commence à sentir que tout le monde est contre moi...» Ce cri d'une malade atteinte d'un cancer métastasé apparaît très révélateur à Cicely Saunders : «Sa souffrance comprenait non seulement son inconfort physique, mais aussi sa souffrance émotionnelle et morale, ses problèmes sociaux et son besoin spirituel de comprendre sa souffrance, et de trouver un lieu de paix» : c'est la *souffrance totale* à laquelle se trouve constamment confronté quiconque entreprend de prendre soin de tels malades. Douleur physique et souffrance morale sont tellement imbriquées qu'il est souvent impossible de les considérer séparément l'une de l'autre.

L'aggravation de la maladie, l'affaiblissement progressif, la perte d'un certain nombre d'aptitudes (marcher, se lever, avaler...), le surgissement de symptômes toujours nouveaux et donc inquiétants, le fait que la mort devienne une éventualité concrète, le sentiment de culpabilité qui y est souvent lié..., tout cela est la source d'une profonde angoisse. Or, c'est précisément à ce moment où l'être humain a un profond besoin d'être entouré, écouté, compris, soutenu, aimé, que souvent l'entourage fuit : le médecin, le personnel infirmier, la famille espacent leurs visites ou les écourtent, se trouvent réduits au mutisme ou redoublent l'angoisse du malade par leur propre angoisse ou leur attitude mensongère. D'autant plus que le malade lui-même, par une attitude d'agressivité, de mutisme ou de repli sur soi, peut ne pas faciliter la relation de son entourage avec lui.

On trouve des justifications à l'attitude de fuite dans la conviction largement répandue qu'il ne faut pas inquiéter le malade, mais au contraire maintenir son espoir en déniant la gravité de la maladie. Comme si le malade était dupe de ce grand jeu mené autour de lui...

Au Centre Saint-Christophe, on sent la volonté permanente de soulager la détresse morale, ou plutôt de la prévenir, par la création d'une atmosphère de relation avec le malade. Non pas par l'appel à des techniciens de la relation, psychiatres ou autres; il y a bien un psychiatre au Centre, mais il ne voit que 15 %, environ, des malades. C'est d'abord *la famille* qui est invitée à entourer «son» malade; mais pour jouer ce rôle, elle a souvent besoin d'un soutien et d'une aide. Ce sont aussi tous ceux qui travaillent au Centre, membres du personnel chargés de l'accueil, de la cuisine, du secrétariat, de l'entretien, et naturellement infirmières, médecins et aumôniers, qui sont encouragés à entourer les malades. «On ne peut dire à l'avance qui sera la personne la plus importante pour un malade déterminé et sa famille.» Cette personne change d'ailleurs d'un malade à l'autre et d'une période à l'autre.

Ce qui retient l'attention, à Saint-Christophe, c'est qu'à la différence de ce qu'a vécu E. Kübler-Ross à Chicago, les membres du personnel sont aidés à vivre cette relation – parfois intense – avec le malade, en prenant appui sur un support matériel : le travail qu'ils ont à effectuer auprès de lui. Le médecin, par exemple, essaiera de voir ses malades en tête-à-tête plusieurs fois par semaine; mais il ne viendra pas nécessairement «les mains vides» : il a toujours quelque chose à faire, même du point de vue de sa technique propre, par exemple évaluer l'effet du traitement, celui-ci se réduisant ou non à la thérapeutique de la douleur. «Qu'il est difficile de rester au lit du malade quand il n'y a plus rien à faire», disent beaucoup de médecins. «Il y a toujours quelque chose à faire», répond Cicely Saunders. «La discussion sur les symptômes, qui peut être – qui souvent est – le moyen d'échapper aux questions trop difficiles, peut devenir un moyen de communication à un niveau beaucoup plus profond.»

Soulagés de leur douleur, sortis de leur solitude, ayant même souvent un rôle actif au Centre, les malades de St-C. n'apparaissent pas aux visiteurs comme des mourants (sauf, évidemment, au moment de l'agonie), mais comme des hommes et des femmes qui *vivent*. Certes, c'est la dernière phase de leur vie – et une phase éprouvante; mais en cette institution qu'on imaginerait volontiers comme un «mouroir», on est surpris de rencontrer la vie. A quelques jours de leur mort, beaucoup se déplacent, reçoivent leurs familles, contribuent avec lucidité à la formation des infirmières, étudiants en médecine, médecins, sur le plan de la thérapeutique de la douleur et même, parfois, sur ce qu'est mourir pour un être humain.

Le maniement des analgésiques centraux

Nous avons déjà souligné l'interpénétration des différentes composantes de l'action menée au Centre Saint-Christophe et des différentes dimensions de la souffrance chez un malade grave : on ne peut séparer douleur physique, anxiété de voir celle-ci surgir à nouveau et angoisse devant l'inconnu et la mort. Soulager cette angoisse, permettre au malade d'avoir une vie de relation, lui éviter ainsi de se centrer sur lui et de se crisper sur sa douleur, c'est déjà une thérapeutique de la douleur.

Aussi est-il dangereux de parler du mode d'emploi des analgésiques centraux à Saint-Christophe : cela risque de le faire apparaître comme une recette pharmacologique passe-partout. Or, il n'est pas du tout évident (nous supposons même le contraire) que les mêmes médications, employées dans des contextes relationnels différents, aient les mêmes effets. Aussi préférons-nous ne pas entrer trop dans des précisions techniques et renvoyer aux publications du Centre Saint-Christophe[4].

Voyons seulement quelques-uns des principes qui guident l'action du Centre :

– lorsqu'on y emploie des analgésiques centraux, on ne craint pas d'employer des drogues *puissantes*, mais en veillant à ne pas dépasser la dose nécessaire : le soulagement de la douleur est ainsi plus efficace et les effets secondaires (somnolence, altération de la conscience, dépendance, accoutumance...) moins importants;

– la médication est donnée à des heures suffisamment rapprochées pour que *la douleur ne réapparaisse pas*, ni que le malade n'ait *l'anxiété* de souffrir à nouveau. «La souffrance est un puissant "antianalgésique"; la laisser survenir à nouveau est cause de souffrance inutile et, de plus, nécessitera ensuite l'administration de doses plus importantes, ce qui risque d'accélérer le processus d'accoutumanc[5] »;

– dans la mesure du possible, la médication est administrée «per os», sous forme de potion à boire. «85 %

4. Cf. par exemple R.-G. Twycross, article déjà cité et sa bibliographie.
5. Cf. R.-G. Twycross, art. cité, p. 16.

des patients en restèrent à l'administration par voie orale jusqu'à leur mort ou jusqu'aux dernières douze ou vingt-quatre heures, quand la faiblesse accrue rendit l'administration "per os" difficile, sinon impossible[6].» Dans le contexte du Centre, cette pratique semble présenter de multiples avantages;

– la dose est adaptée à chaque patient et à chaque stade de sa maladie : cela requiert du corps médical une formation spéciale au maniement des analgésiques;

– les analgésiques morphiniques peuvent rarement être employés seuls. A Saint-Christophe, on y adjoint une phénothiazine et d'autres adjuvants dans le but, notamment, de prévenir les nausées et d'obtenir un effet de potentialisation.

De telles méthodes suscitent souvent, chez les médecins français qui entendent parler du Centre, surprise, incrédulité, critiques. Les analgésiques morphiniques administrés «per os» n'auraient que peu d'effet; la potion utilisée à St-C. serait peu rationnelle; le Centre n'aurait pas fait suffisamment d'études pharmacocinétiques...

Nous n'avons pas la prétention d'entrer dans ces discussions techniques. Si les critiques faites sont justifiées, elles posent de nouvelles questions : comment expliquer l'efficacité des méthodes employées à Saint-Christophe? Il serait fort important de répondre à une telle question, car sa réponse viendrait sans doute confirmer une des intuitions fondamentales du Centre : «La souffrance est un phénomène psycho-biologique : outre ses composantes anatomiques et physiologiques, elle a une dimension psychologique. Faute de le reconnaître, on peut limiter le degré de soulagement de la souffrance qu'on aurait pu obtenir avec l'aide des analgésiques narcotiques.» Autrement dit, une recherche *purement* neurologique et pharmacologique du phénomène de la souffrance ne peut

---

6. Id., p. 13.

conduire à des résultats satisfaisants. (Ce qui ne veut pas dire que la recherche pharmacologique n'ait pas son importance. Saint-Christophe, lui aussi, s'y emploie dans son centre de recherche sur lequel, malheureusement, nous avons peu d'informations.)

Nous n'entrerons pas non plus dans un domaine fort complexe : celui de la dépendance créée par les drogues et de l'accoutumance en fonction du mode d'administration. Contentons-nous de prendre acte des affirmations du Centre Saint-Christophe, selon lesquelles, si on sait choisir les doses convenables d'analgésiques morphiniques et les administrer correctement, ni dépendance, ni accoutumance ne posent de problème insurmontable; et de plus, dans ces conditions, l'administration d'un analgésique morphinique puissant n'altère pas profondément les facultés mentales : elle ne produit pas une sorte de «mort vivante», ni de «détachement de la réalité», ne fait pas des malades des «drogués alités». Elle leur permet de se déplacer et de rester en relation avec leurs proches.

L'hospitalisation à domicile

Nous n'avons jusqu'à présent fait que signaler en passant l'existence du Domiciliary Service de Saint-Christophe, mais il ne faudrait pas oublier que le Centre suit autant de malades à domicile qu'il n'en traite d'hospitalisés. Dans la mesure du possible, il essaye de permettre aux malades de vivre – et de mourir – chez eux. «Beaucoup de ceux qui meurent à l'hôpital auraient préféré retourner chez eux et beaucoup de familles auraient essayé de correspondre à ce désir si elles avaient pu recevoir une aide sur place.»

Cette aide du Centre prend de multiples formes :

– la mise au point d'une thérapeutique de la douleur qui puisse être maniée facilement à domicile : c'est un des avantages de l'administration d'analgésiques sous forme de potion;

– la mise sur pied d'un service de garde permanent : à tout moment, un malade ou sa famille peut appeler une infirmière et ils savent qu'elle viendra sur-le-champ;

– l'assurance que tout malade peut, à sa demande, être hospitalisé sans attendre, pour tout problème difficile à résoudre à domicile : thérapeutique de la douleur devenue inefficace, troubles multiples difficiles à maîtriser sans hospitalisation, angoisse trop grande de la famille...

Le plus souvent, ces «out-patients» viennent au Centre pour de brefs séjours, au cours desquels se fait la mise au point de leur thérapeutique. Ces allers et retours ont un effet très apaisant pour le malade : il se sent protégé par l'institution hospitalière et il ne craindra pas d'y retourner si l'évolution de la maladie le nécessite.

L'aide apportée au malade et à sa famille n'est pas purement médicale, pas plus qu'au Centre lui-même : les infirmières et le médecin du Domiciliary Service remplissent un rôle très important de soutien du malade et de sa famille au cours d'une épreuve lourde à porter pour tous. Une écoute simple et fraternelle peut beaucoup pour dédramatiser certaines situations, apaiser l'angoisse de chacun et rétablir la communication entre les membres de la famille.

Parmi les facteurs qui bloquent cette communication, un des plus importants est, évidemment, la perspective d'une mort prochaine. Il faut beaucoup de tact et de compréhension du cheminement de chacun pour ne pas fuir les questions ni imposer au malade une charge trop lourde pour lui à tel moment de sa maladie.

Voici comment un malade décrit lui-même comment il réagit à l'annonce que sa maladie (cancer de l'œsophage) était incurable. Dans un service hospitalier, il avait subi une opération majeure. Plusieurs mois après, étant passé par une succession de phases de dépression, d'espoir de récupération totale, d'affaiblissement, de nouvelle dépression et, enfin, d'interrogation, il pose la question nettement au médecin chargé du Domiciliary Service. Celui-ci, celle-ci plutôt, eut une longue conversation avec lui. Il écrivit plus tard quels furent alors ses sentiments :

«Je ne ressentis aucun choc ni aucune crainte. Le médecin avait cristallisé mes propres pensées et une sensation de calme et d'apaisement prit la place du doute. Et, ainsi, ai-je été capable d'analyser la situation. Je suis sûr que, dans la condition de faiblesse et de confusion où j'étais après mon opération ou pendant ma dépression des mois suivants, cela aurait été une lourde erreur que de charger mon esprit du poids de la révélation que j'étais incurable.

«Chacun des patients a besoin d'être traité selon sa propre personnalité, et le médecin, grâce à ses contacts fréquents avec le malade, sera capable de décider quand le temps semble venu de lui dire la vérité.»

Sa femme elle-même écrivit, après cet entretien : «Nous sommes maintenant capables de parler de l'avenir sans difficulté et de prendre nos décisions ensemble.» Et à ses moments de souffrance morale, ce fut son mari le premier à la réconforter.

Combien de familles restent bloquées par le fait que le sujet qui polarise l'attention de tous ne puisse être abordé par personne, ce qui enferme tout le monde dans le silence et la solitude? Grâce à l'aide discrète du Domiciliary Service, la famille précédente réussit, au contraire, à vivre ensemble et à communiquer jusqu'aux derniers moments.

Le personnel du Centre Saint-Christophe

Il est certainement déjà apparu au lecteur que Saint-Christophe ne peut fonctionner et assurer les tâches dont nous avons parlé sans un personnel important, aussi important, en fait, que dans un service actif de médecine. L'on pourrait aussi se demander si l'atmosphère du Centre n'est pas trop lourde à supporter pour ce personnel. En fait, la rotation de celui-ci n'est pas très élevée; certaines infirmières sont même au Centre depuis son ouverture, en 1967.

Cette relative stabilité a certainement de multiples causes :

– le mode de recrutement, qui comporte toujours une période d'essai au cours de laquelle chacun peut juger et être jugé de ses capacités de supporter une fréquente confrontation avec la mort;

– le style des relations à l'intérieur des services, entre médecins et infirmières : il semble que la notion «d'équipe soignante» soit, à Saint-Christophe, une réalité et que chacun s'y voit reconnaître une responsabilité et une autonomie quelle que soit sa position hiérarchique;

– la possibilité pour chacun de pouvoir exprimer ses difficultés avec les malades ou ses propres sentiments, soit au psychiatre qui est à la disposition, en premier lieu, du personnel, soit lors des réunions de service : aucun membre du personnel n'est ainsi seul à supporter la charge affective de l'assistance à un mourant ou à une famille en détresse...

Et puis, il faut reconnaître la particularité du climat qui règne à Saint-Christophe, dû à sa fondatrice et à l'équipe qui prépara l'ouverture du Centre en 1967, désireuses de former une communauté unie par un même sens de la tâche à accomplir, dû aussi au partage d'une même foi religieuse par une grande partie du personnel. Le Centre se veut être une «fondation chrétienne», tout en intégrant dans son personnel des membres d'autres confessions ou incroyants, en ne pratiquant pas de discrimination d'ordre religieux envers ses malades et en ne voulant pas exercer de pression morale sur eux.

Le Centre Saint-Christophe est persuadé que son atmosphère particulière doit beaucoup à la foi chrétienne de la majorité de ses membres, tout en souhaitant que d'autres centres se fondent, animés par d'autres convictions, qui soient pour les malades source d'espoir et pour le personnel soutien réel, au même degré qu'à Saint-Christophe.

Il n'est peut-être pas possible – ni même souhaitable – de créer en France une institution en tout point semblable à Saint-Christophe. Le pays où ce Centre a été ouvert, la personnalité de sa fondatrice, son caractère de fondation chrétienne lui donnent peut-être un caractère irrémédiablement particulier.

Mais du moins faut-il reconnaître que dans ce Centre, et dans d'autres lieux, anglais ou non, se fait un travail de recherche sur les différentes dimensions de la souffrance et les manières de la soulager ou de la prévenir.

Il serait hautement souhaitable que ces recherches soient mieux connues en France et que les expériences françaises leur soient confrontées. De telles confrontations sont sans doute trop rares à l'heure actuelle.

8. La douleur chronique et ses différentes dimensions

Cette souffrance qui accompagne tout être humain

Douleur, souffrance, que veulent dire ces mots? Les dictionnaires sont sur ce point d'une utilité bien limitée : ils nous apprennent que souffrir c'est éprouver une douleur physique ou morale; que la douleur consiste en une sensation ou un sentiment pénible; qu'est pénible ce qui cause de la douleur... Ce qui signifie que douleur et souffrance sont des notions premières dont il serait vain de donner une définition. Seul celui qui a souffert ou accompagné de près un souffrant sait – plus ou moins – ce que ce mot de souffrance représente. Tant que l'on n'est pas vraiment passé par une telle expérience, on peut tenir de beaux discours... dont on éprouvera sans doute la vanité dès que l'on sera plongé dans une situation de douleur physique extrême ou de grande souffrance morale.

De plus, la souffrance humaine prend des formes multiples; il est donc difficile d'en parler d'une façon générale avec un minimum de justesse. J'en prendrai un seul exemple. Certains disent : «Il n'y a pas de vie sans souffrance»; pour ma part je répète souvent : «La souffrance conduit à la mort.» Deux aphorismes sinon absolument contradictoires, du moins opposés, qui, à la réflexion, me paraissent vrais l'un et l'autre. Mais les situations qu'ils visent en priorité ne sont pas nécessairement les mêmes!

Il est exact qu'*une certaine forme de souffrance accompagne nécessairement toute vie humaine qui cherche à se réaliser en vérité.* En chacun de nous existent, plus ou moins actives, une crainte de mettre en péril ce qui est acquis, une peur de l'indépendance et de la liberté, une certaine volonté de ne pas être délogé de ses certitudes et de l'image confortable et rassurante qu'il a de lui-même. Cette recherche peureuse d'une jouissance paisible de soi-même n'est que régression et chemin vers la mort. Pour vivre vraiment, l'enfant doit quitter le sein puis les jupes de sa mère, l'adolescent conquérir, péniblement le plus souvent, son indépendance, l'adulte s'affronter à des circonstances mouvantes et finalement au vieillissement et à la mort; tous doivent renoncer à des illusions toujours renaissantes et mûrir dans le choc avec la réalité, avec autrui. Celui qui cherche à s'éviter toute souffrance s'enferme dans un cocon et devient un mort-vivant... ou même se laisse glisser dans la mort physique.

«Si la mort apparaît fascinante, c'est dans la mesure où nous avons *peur de la vie*. Nous craignons d'affronter l'inconnu, le surgissement de la nouveauté, nous refusons d'entrer dans le mouvement créateur du temps qui appelle à aller de l'avant; plus encore peut-être, nous fuyons le rapport avec autrui, les contacts qui blessent et mettent en question, la parole qui exige la reconnaissance des différences. Ce que nous cherchons à éliminer dans la vie, c'est l'expérience de la séparation et de la solitude. Alors nous rêvons de la mort comme d'un lieu de repos définitif, d'un refuge où les tensions que nous connaissons trouveraient leur résolution dernière[1].»

Il est capital, pour tous les soignants, de prendre profondément conscience de l'existence de ces tendances régressives, de s'interroger sur ce qui permettra *le développement de la vie* en relation avec les raisons d'exister des personnes soignées. Faute de quoi, les soignants peuvent, par leur attitude concrète, renforcer chez les patients l'attrait de la dépendance et même de la mort, qui peut devenir plus fort que le désir de vivre.

Certains traitements médicaux ou chirurgicaux laissent en effet de graves séquelles. Les malades peuvent survivre, mais marqués définitivement dans leur chair, défigurés à la suite de brûlures profondes, amputés d'un membre ou d'un sein, devenus stériles après exposition aux rayons, incapables de se déplacer autrement que dans un fauteuil roulant... Vivre leur demandera désormais de s'affronter à ces diminutions et à l'altération de l'image de leur corps : épreuve redoutable, qui sera certainement source de souffrance et de difficultés de relation à autrui... La mort peut présenter davantage d'attraits.

Le soignant n'a donc pas à protéger la personne soignée de toute souffrance. Il le désirerait qu'il empêcherait de vivre. On peut même dire qu'une trop grande peur de voir autrui souffrir est incompatible avec les professions de soignants.

Mais toute souffrance n'est pas liée à un «développement de la vie». Bien au contraire, *la souffrance est souvent un pur fait qui écrase l'homme et l'empêche de vivre.*

---

1. Francis Guibal, «Attrait de la mort et appel de la vie» dans *Laennec*, février 1974, p. 2.

La douleur chronique intense

Dans les pages qui suivent, nous considérerons désormaïs la souffrance qui naît d'une douleur physique intense, en désignant par ce terme «douleur» d'abord le phénomène physiologique qui amène une stimulation nociceptive jusqu'au niveau de la sentation. Des calculs rénaux, une sciatique, une compression due à un cancer avancé font surgir de telles sensations douloureuses. Celles-ci sont intégrées dans l'ensemble du moi psychosomatique : c'est tel homme ou telle femme qui éprouve cette douleur et qui réagit en fonction de ce qu'il ou elle est : de cette «douleur», il ou elle «souffre», à sa manière.

Limitons-nous même à la *douleur chronique*, celle qui persiste, dont la cause ne peut être soignée, et suffisamment intense pour modifier la personnalité et entraîner de graves répercussions affectives et sociales. La douleur «aiguë», celle qui survient comme un signal et attire l'attention sur une atteinte de l'organisme, telle qu'une fracture ou une péritonite, pose moins de problèmes, car elle disparaît souvent au terme d'un traitement approprié. Cette douleur-là a une fonction, et il serait même dangereux parfois de la calmer trop vite. Mais la douleur «chronique» n'est que le rappel lancinant d'une affection incurable; elle n'a pas de fonction, taraude le corps, envahit le champ de conscience, renferme le malade sur lui-même et le sépare d'autrui.

Comme le dit le Dr Mount, de Montréal, «la douleur chronique peut être caractérisée comme un cercle vicieux illimité dans le temps. L'effrayante prévision de sa pérennité conduit à l'anxiété, à la dépression, à l'insomnie qui en retour accentuent les composantes physiques de la douleur. Ce qui caractérise le monde de cauchemar dans lequel est enfermé le malade atteint de douleur chronique, c'est l'absence de sens, de remède et d'espoir. Inévitablement la douleur rappelle au patient la gravité de sa maladie et aggrave ainsi sa détresse. Le Dr Cicely Saunders a forgé l'expression de "total pain", "douleur totale", pour évoquer la nature épuisante de la douleur chronique et la nécessité de la combattre sous tous ses aspects, physique, psychologique, spirituel et social[2].»

Chaque personne souffre différemment

Le phénomène neurologique de la douleur est supporté différemment par les différents êtres humains, son retentissement affectif varie selon ce que sont les hommes, leur culture qui leur fait interpréter les événements d'une certaine façon, l'éducation qui les a modelés, l'apprentissage même qu'ils ont reçu.

Les neuro-physiologistes montrent même que ces potentialités de l'individu agissent sur le phénomène neurologique lui-même pour le transformer. Ils soulignent qu'une préoccupation suffisamment intense du sujet peut dénaturer l'intensité de l'influx douloureux, que la femme qui accouche peut concentrer son attention sur les phénomènes physiologiques qui se déroulent dans son corps à condition de les comprendre, et ainsi éviter un retentissement affectif trop important d'une douleur qu'elle ressent cependant. Et surtout le fait de sortir de notre ère culturelle nous permet de rencontrer des hommes dont le comportement algique et, semble-t-il, le vécu douloureux sont très différents des nôtres.

Voici comment s'exprime un médecin qui a exercé dans une oasis du Sahara : «Ceux qui ont visité une région désertique où les populations vivent loin de toute structure médicale moderne, connaissent cette impression de résignation, de courage inerte, de foi intense, de sereine confiance dans les éléments naturels, face à

2. Dans *Laennec*, décembre 1977, p. 10.

l'expérience de la souffrance ressentie comme inévitable. Pour l'homme moderne occidental qui peut appeler à toute heure du jour et de la nuit son médecin, apparaît une exigence toujours croissante vis-à-vis de la science médicale qui se voit obligée d'assumer complètement la douleur physique et morale et de supprimer définitivement du champ de l'expérience humaine ce sentiment d'échec[3]. »

Deux attitudes différentes, de deux populations différentes par le style de vie, le confort, la culture, la religion. Tout cela influe sur chaque personnalité; et de plus, même à l'intérieur de conditions identiques, demeure la subjectivité de chacun, *ce caractère irréductible de chaque sujet humain*, différent d'un autre et qui souffrira différemment.

Je me souviens de telle femme religieuse, qui refusait les analgésiques au sortir d'une lourde opération pour, disait-elle, mieux s'unir aux souffrances du Christ. Elle donnait un sens à sa douleur et celle-ci en était sans doute transformée. L'histoire nous montre des hommes et des femmes animés par de fortes convictions religieuse ou un idéal politique et qui, passés à travers des épreuves redoutables, n'en ont pas été écrasés et ont même gardé une certaine sérénité, tant il est vrai que chaque individu réagit différemment et se comporte différemment devant la souffrance.

L'appréhension

Le caractère personnel, subjectif pourrait-on dire, de la souffrance exige des professionnels de la santé qu'ils s'adaptent à chacun des malades douloureux qu'ils soignent. Mais cela n'empêche pas de prêter attention à ce

---

3. Dr Ogrizek, *Cahiers du Centre des Tumeurs Pitié-Salpêtrière*, octobre 1976.

qui, d'une manière générale, peut amplifier cette souffrance, notamment à l'appréhension et à l'angoisse.

Ceux qui se sont rendus proches des malades qui souffrent ont en effet constaté que la douleur chronique humaine est amplifiée par l'*appréhension*, cette conscience de l'avenir, cette peur de voir l'état présent si éprouvant se maintenir ou s'aggraver, ou comme le dit le Dr Mount, cette effrayante prévision de la pérennité de la douleur.

Cette découverte du rôle de l'appréhension dans le vécu de la douleur chronique est capitale, car elle transforme l'attitude du soignant. Trop souvent, jusqu'à présent, on s'est soucié surtout d'accorder aux malades douloureux un répit grâce à la «piqûre» qui permettait au patient de s'endormir, ou à la dose donnée «à la demande» quand la souffrance devenait à proprement parler intolérable. On maintenait ainsi le souvenir de la douleur passée et par conséquent la hantise de la douleur à venir. Ce mode de traitement de la douleur reposait sur la conviction que l'emploi des analgésiques centraux produit nécessairement une accoutumance, et qu'il faut donc, si l'on peut dire, les «économiser» au maximum. Une telle affirmation est désormais totalement contestée, notamment par des médecins anglais. Ils disent qu'il est au contraire essentiel de *prévenir la douleur*, de l'empêcher de survenir à nouveau, en employant la dose d'analgésiques nécessaire, une forte dose si c'est indispensable, surtout au début du traitement. Il faut en même temps expliquer le traitement au malade, lui faire comprendre que sa souffrance ne sera bientôt plus qu'un mauvais souvenir, qu'il peut maintenant se détendre et attendre un soulagement total.

Contre l'appréhension donc, un double remède : *un traitement médical*, médicamenteux ou autre, adéquat et adapté au niveau de la souffrance, et d'autre part la *parole* qui apaise et rassure. Une parole assez technique, explicative, donnée par un thérapeute connaissant bien ses techniques, mais une parole qui s'adresse à la demande primordiale du malade : ne plus souffrir. Cela suppose évidemment que le thérapeute connaisse avec précision le maniement des techniques antalgiques, car pour pouvoir prononcer une telle parole un maniement approximatif ne suffit pas. Et c'est un problème très grave à l'heure actuelle : les médecins français sont-ils, en effet, dans leur ensemble, suffisamment formés à un maniement précis des thérapeutiques antalgiques?

L'angoisse

Très souvent, la douleur est renforcée par l'angoisse. Expliquons-nous sur ce terme, qui n'est pas nécessairement pris ici dans sa signification psychiatrique usuelle.

La douleur chronique est déjà éprouvante pour celui qui la ressent. Mais de plus, parfois, assez souvent même, elle est la conséquence d'une maladie grave, incurable, qui progresse inéluctablement. Et le malade s'en rend souvent compte, plus ou moins explicitement. Car, d'habitude, il ressent simultanément une lourde fatigue, tout à fait différente de celles qu'il avait pu ressentir dans son existence précédente; il y a aussi l'amaigrissement, l'inappétence, ce dégoût de toute nourriture qui transforme tout repas en supplice; tous ces symptômes réunis forment comme une toile de fond à la psychologie du malade et l'entraînent à la prise de conscience d'une maladie pas comme les autres. «Cet amaigrissement qui ne s'arrête pas, cette perte d'appétit totale, cet essoufflement continu, et surtout cette douleur permanente qui n'est calmée que par les sédatifs qu'il lui faut réclamer, ce sont des troubles qui ne surviennent pas pour une maladie banale. Décidément, celle-ci n'est sans doute pas comme les autres. Alors, plus grave[4]?»

4. Dr M. Abiven, dans *Laennec*, hiver 1976-77, p. 7.

Bien des malades peuvent rester inconscients de leur état pendant très longtemps. Mais la douleur est un révélateur auquel il est difficile d'échapper. Par elle la maladie s'impose à la conscience du malade. Et avec elle la découverte de la fragilité, de la précarité, de la vulnérabilité de l'existence. Nous pouvons tous en discourir tout au long de notre existence; mais ce discours risque de rester abstrait, extérieur à nous... jusqu'au jour où nous faisons l'expérience de la maladie grave qui évoque la possibilité concrète de la mort. Découverte qui peut être profondément blessante et bouleversante. D'autant plus que, sur son lit, le malade n'a plus la ressource d'oublier les questions qui le lancinent en se réfugiant dans ses activités, ses distractions, ses divertissements. Toutes nos activités, j'espère, ont un sens, une utilité pour nous et autrui; mais en même temps elles nous *protègent* de l'affrontement aux questions existentielles les plus graves : «Pourquoi vivons-nous? Quel est le sens de notre vie?» Et, plus ou moins total, un masque nous protège, dissimulant à autrui et à nous-mêmes, nos faiblesses, nos hésitations, nos doutes, nos questions. Etre M. le Docteur, M. le Professeur, ... ou M. le Curé, cela nous dispense de nous demander trop souvent : «Qui suis-je? Où vais-je?»

Mais nos titres, nos activités, nos divertissements, tout cela nous est arraché par la maladie grave, surtout si elle s'accompagne d'une forte souffrance. A l'épreuve de la douleur, de l'appréhension, se surajoute la question d'un avenir incertain, de la mort, du grand inconnu, du sens de cette vie vouée à la destruction.

Quelle angoisse peut alors envahir le malade, confuse et obsédante! Surtout dans l'obscurité de la nuit, avec cette signification symbolique de la disparition de la lumière et la grande solitude. *Etre seul à aborder le total inconnu!* Les infirmières de nuit savent bien quelle angoisse peut alors envahir le malade.

Elisabeth Kübler-Ross a fort bien décrit cette angoisse

en commentant un dessin d'enfant : «Ce dessin a été fait par un enfant de 8 ans hospitalisé avec une tumeur cérébrale inopérable. Il ne retournera plus jamais chez lui. Quand on lui demande de faire un dessin, voilà ce que ça donne : un gros tank avec une petite maison cachée derrière, de l'herbe, des arbres, du soleil. Il donne un titre à son dessin : la bataille du tank. Devant le tank, il dessine une toute petite silhouette, tenant à la main un signal de stop. Ce garçon vous parle, il faut que vous compreniez cette communication non verbale. Sa peur est la peur d'une force de destruction incompréhensible, à laquelle on ne peut échapper[5].»

Elisabeth Kübler-Ross semble décrire ce que l'on appelle habituellement une «souffrance morale». Mais si le vocabulaire oppose «moral» et «physique», la réalité les sépare moins nettement. Souffrance morale et douleur physique se renforcent mutuellement. Et *bien des échecs dans le traitement de la douleur physique* proviennent, semble-t-il, *de ce que le malade est abandonné à sa détresse et à sa solitude*. En tout cas, les thérapeutes qui prennent soin de libérer le malade de sa détresse morale constatent qu'il est beaucoup plus facile ensuite (ou plutôt en même temps) de le soulager de sa douleur. *Le corporel, le psychologique et le spirituel* (c'est-à-dire cette dimension d'interrogation sur le sens même de la vie), *interfèrent étroitement*. (Il faudrait évoquer ici tout ce qui peut devenir pour le malade source de souffrance : séparation d'avec les siens, inquiétude pour leur avenir, préoccupations financières, culpabilité, sentiment d'avoir gâché sa vie...)

---

5. E. Kübler-Ross, «Rencontre avec les mourants», dans *Laennec*, décembre 1974.

Thérapeutiques de la douleur, parole du soignant, présence humaine

C'est à ces différentes composantes de la souffrance humaine qu'il s'agit de porter remède.

Le malade a besoin, d'abord de *soins médicaux*. Ceux-ci, même donnés dans un milieu peu accueillant et impersonnel, suffisent parfois. Une section d'un faisceau de fibres nerveuses sensitives, un blocage nerveux, l'emploi d'analgésiques, résolvent la question; le malade retourne chez lui soulagé, une vie nouvelle recommence pour lui, au moins pour un temps, loin du cauchemar de la douleur chronique intense.

Mais assez souvent, cela ne suffit pas. Malgré le recours à des techniques multiples, et l'escalade des doses d'analgésiques, la douleur, l'appréhension et l'angoisse atteignent un niveau insupportable pour le malade et l'équipe soignante. Je pense par exemple au cas de certains malades atteints d'un cancer de la vessie, opérés, et réhospitalisés en raison de métastases osseuses très douloureuses. Plusieurs médecins anesthésistes me disaient à ce propos il y a quelque temps : «C'est insupportable, nous n'osons plus entrer dans la chambre de ces malades et les infirmières deviennent revendicatrices : elles ne supportent pas de se voir abandonnées par les médecins.»

Ces cas de «douleur totale», pour reprendre l'expression de Cicely Saunders, de détresse où interfèrent inextricablement la douleur, l'appréhension et l'angoisse (et non seulement l'angoisse du malade, mais aussi celle des soignants), ne sont pas rares; mais de ces échecs de la médecine on parle peu. Des médecins disent même : «Il n'y a plus de problème de la douleur en France.» Je puis affirmer, sur le témoignage de multiples infirmières hospitalières, infirmières de services d'hospitalisation à domicile, médecins anesthésistes, internes des hôpitaux et médecins hospitaliers, que malheureusement une telle affirmation est trop optimiste. Il suffit d'ailleurs pour le reconnaître d'ouvrir les rares ouvrages écrits sur le sujet par des médecins, par exemple : *La délivrance*, d'Emile Raimbault; *Changer la mort*, de Léon Schwartzenberg.

Ces deux ouvrages montrent qu'il arrive qu'à partir d'un certain moment *l'équipe médicale se sente dépassée par la détresse des malades*. Elle met alors parfois fin à la vie consciente du patient, par l'emploi de «cocktails lytiques» qui dissolvent la conscience, la conscience de la douleur, la conscience tout court. Solution de désespoir, solution qui n'en est pas une, bien que dans certains cas cela représente la décision la moins inhumaine. Solution gravement traumatisante parfois pour la famille, les soignants, et le malade lui-même. Car peut-on «endormir pour toujours» un malade comme ça, de son propre chef, sans rien lui dire. Et si on le lui dit? «Alors je ne me réveillerai pas?» demandait l'un d'eux. «Non, vous ne vous réveillerez pas», répondit avec courage, mais aussi avec le sentiment d'être d'une affreuse brutalité, le médecin. Et l'on demandera ensuite au personnel infirmier de soigner ces corps rendus volontairement inertes.

L'emploi de ces «cocktails lytiques» s'est répandu en France. Il a même été considéré, dans certains services hospitaliers, comme le traitement normal des souffrances terminales. Ce qui aurait dû rester une solution de désespoir est devenu, en quelques lieux, d'un usage banal. Il était grand temps de réagir; ce dont ont pris conscience un certain nombre de médecins et d'infirmières qui s'efforcent désormais de *prévenir* l'apparition chez leurs malades d'une douleur et d'une angoisse trop lourdes à supporter.•

Quel est donc *le remède à l'angoisse*, à cette sourde et confuse interrogation du malade au sujet de lui-même, de son destin, de sa fin qui approche, de ce grand inconnu qu'est le passage par la mort?

Il serait dangereux ici de trop attendre de la pharmacologie, car les médicaments ne peuvent «soigner» totalement cette interrogation qu'en la supprimant, c'est-à-dire en supprimant la conscience même du sujet qui en est torturé. Ce que l'on peut attendre de la pharmacologie, c'est de supprimer le côté excessif, «torturant» de l'interrogation, au moyen de médications appropriées. Mais pas davantage, sinon on retombe dans l'attitude de cette équipe soignante qui avait plongé une malade dans l'inconscience, «parce que, voyez-vous, elle commençait à poser des questions».

Il y a un autre remède, onéreux certes, demandant beaucoup à ceux qui le manient : une *relation simple, vraie et profonde avec le malade*. Tous les travaux d'Elisabeth Kübler-Ross aux Etats-Unis, de Cicely Saunders à Londres, de Balfour Mount à Montréal, le confirment, ainsi que l'expérience d'un certain nombre de médecins et d'infirmières en France : *lorsque l'on accompagne une thérapeutique antalgique minutieusement mise au point par un climat d'attention, d'écoute sereine, de présence au malade, le plus souvent, avec les moyens dont nous disposons déjà, ce malade s'apaise et la douleur disparaît.*

Arracher le malade à sa solitude

Quelles explications donner de cet effet antalgique de la relation humaine? On peut sans doute appliquer aux malades atteints d'une affection grave et douloureuse ces réflexions d'un psychiatre à propos des personnes âgées : «Qu'est-ce que l'angoisse de mort? L'angoisse naît particulièrement du sentiment de solitude, d'abandon, de néant, si vous voulez, qui s'infiltre dans la vie de ces personnes. A quarante, cinquante ans (et j'ajoute quand on est en bonne santé), on peut éprouver un sentiment d'isolement, mais on a encore la possibilité de réagir, de s'organiser, de sortir... Chez des personnes âgées se développe au contraire une angoisse d'abandon. Chez beaucoup, le sentiment d'abandon est très lourd, c'est une grave défaillance narcissique[6].»

Le sentiment d'abandon. Elisabeth Kübler-Ross, dans le passage cité plus haut, décrit la situation du grand malade comme celle de l'affrontement à un destin écrasant, à une force de destruction irrésistible et incompréhensible. Ce qui est le plus angoissant, c'est *d'affronter ce destin seul*, et surtout *solitaire*. Car on est toujours *seul* dans la souffrance et l'affrontement à la mort, mais ce qui est si éprouvant, c'est d'être solitaire, *abandonné*.

Or d'elle-même, la *souffrance crée la solitude*. Comme le dit Philippe Deschamps, aumônier d'hôpital : «La souffrance physique, cette intruse, amène le malade à une attention exclusive à soi-même; disloquant, diminuant ses relations aux autres, elle le centre sur lui-même, le coupe intérieurement des autres; le malade s'éprouve seul à souffrir : "Vous ne pouvez pas comprendre, vous ne pouvez pas savoir." Une surveillante, atteinte d'une tumeur derrière l'œil, était hospitalisée à l'Hôtel-Dieu; et cela juste au moment où elle prenait sa retraite, donc après toute une carrière auprès de souffrants; elle me disait : "C'est ça la souffrance? Si j'avais su!" Elle n'avait pas su jusque-là[7].»

Isolé dans sa souffrance, le malade refuse souvent le contact avec autrui, le brusque, le rudoie, refuse parfois toute communication, et descend ainsi dans le creux de la plus grande solitude. Elisabeth Kübler-Ross a très bien décrit ce repliement du malade sur lui-même, sa révolte, son agressivité.

Qu'y a-t-il de plus difficile au monde que de rejoindre quelqu'un enfermé sur lui-même? Aussi, le plus souvent, la famille s'agite, déconcertée, fait des avances qui sont

---

6. Dr Claude Balier, «Un Centre de jour de gérontologie», dans *Laennec*, printemps 1978, p. 6.

7. Philippe Deschamps, Journées de Perfectionnement C.C.P.S. 1971, p. 105.

repoussées, ou renforce l'angoisse du malade par sa propre angoisse. Et les soignants évitent au maximum cette situation intenable.

«Nous n'avons plus rien à faire, nous ne savons plus quoi dire, quelle tête faire», disent bien des soignants. La réaction instinctive est donc de prendre la fuite. Et cela peut prendre de multiples formes : tourner les talons, au sens le plus matériel du terme, ne pas entrer dans une chambre de malade, se réfugier dans une série d'actes techniques, prévoir un discours tout préparé ne laissant aucune place à l'expression de celui qui souffre : soit un discours médical où l'on aura soin de ne pas ménager de silence, soit un discours amical, qui peut être plein de commisération, de pitié, ou de piété... La famille, elle, peut se protéger par un «rideau de larmes». Ce n'est pas seulement une formule littéraire. Les larmes, tout en exprimant l'émotivité de celui qui les émet, peuvent aussi, parfois, le protéger. Ce qui explique la colère et l'agressivité de certains malades envers leurs proches. Le caractère le plus dramatique de la souffrance intense est ainsi d'écarter ceux dont l'on aurait le plus besoin ! Et cette souffrance n'en est que renforcée.

C'est ce cercle vicieux de l'abandon et de la solitude qu'il s'agit de rompre par une présence discrète et souvent silencieuse. Il s'agit de comprendre que l'agressivité ou le mutisme du malade ne sont pas dirigés contre soi, mais sont l'expression d'une grande souffrance physique et morale et, paradoxalement, d'un *appel.* Appel que connaissent bien les infirmières, et qui se traduit par les coups de sonnette répétés à propos de tout ou de rien, d'un verre d'eau ou d'un antalgique. Appel à une présence, si difficile à réaliser.

La civilisation actuelle ne nous prépare pas en effet à une telle relation, qui exige que nous nous reconnaissions en partie impuissants et démunis. Dans notre société tout est organisé en fonction de l'efficacité, même l'hôpital qui est pourtant de plus en plus le lieu où l'on vient mourir! Il faut donc reconnaître l'existence de *grandes difficultés institutionnelles*, même pour les soignants qui seraient disposés à accompagner ceux qui souffrent. L'hôpital est axé sur la volonté de guérir, le «cure» disent les Anglo-Saxons. Or, le «soin» au sens le plus élémentaire du mot, «care» en anglais, le souci du malade pour lequel «il n'y a plus grand-chose à faire», prend beaucoup de temps et dévore beaucoup d'énergie. Il n'y a pas beaucoup de place pour lui à l'hôpital. Sans doute cette organisation traduit-elle en partie un manque d'intérêt pour le soulagement de la souffrance, et plus profondément une volonté de se protéger contre ce qui vient signifier l'échec et l'impuissance des techniques médicales.

Mais celui qui sait ne pas se laisser effrayer par tout ce décor angoissant et sait rester là, disponible, offrant une écoute discrète (et celui-là, ce peut être un médecin, c'est plus souvent une infirmière ou un agent hospitalier qui sait écouter tout en faisant le ménage), celui-là découvrira combien le malade a besoin de cette présence, de dire sa révolte ou sa peur, d'être écouté, d'être non pas plaint, mais aimé silencieusement.

Si l'angoisse s'apaise alors, si en même temps la demande d'analgésiques décroît et si le traitement de la douleur devient possible et efficace, ce qui est assez souvent le cas, c'est que le malade est sorti de l'enfer de sa solitude, de cet état de mort-vivant où est celui qui est totalement abandonné, et qu'il découvre avec une intensité qu'il n'a peut-être jamais connue jusqu'alors que la vie, c'est cela : *pouvoir vivre en relation avec autrui.*

C'est une véritable découverte spirituelle que fait alors le malade, la découverte que la vie au sens plein du terme, ce n'est pas finalement l'agitation, la lutte pour l'argent, le pouvoir ou même le savoir, mais la rencontre simple et dépouillée de deux êtres. En cela se trouve la *réponse concrète* à l'interrogation angoissée sur le sens de la vie[8]. La question de l'avenir, de la mort même, ne se pose plus alors de façon aussi traumatisante. Et ceci est vrai aussi bien pour les incroyants que pour les croyants. Mais le croyant peut découvrir dans cette relation humaine le symbole même de la relation de Dieu avec lui, le symbole de la présence de celui qui n'abandonne pas l'homme dans sa détresse et qui reste relation toujours offerte, toujours proposée.

Les traitements médicaux de la douleur

Il fallait insister longuement sur les différentes dimensions de la souffrance issue d'une douleur chronique intense, car le soulagement de celle-ci requiert bien autre chose que des médications ou des techniques antalgiques. Mais les traitements médicaux n'en restent pas moins indispensables. Et cela, dès que la douleur apparaît, *sans attendre que ne s'installent les situations de souffrance totale décrites ci-dessus et le cercle vicieux de la solitude.* Il s'agit en effet de chercher à prévenir totalement la douleur, ce qui sera d'autant plus difficile à réaliser qu'on aura abandonné plus longtemps le patient à sa souffrance.

Or, dans les phases pré-terminales et terminales de maladie, un soulagement efficace de la douleur chronique est désormais possible, comme le montre l'expérience des «Hospices» anglais[9] ou des Unités de soins palliatifs canadiennes. Mais une telle orientation vers le «soin» du malade et la lutte contre la douleur et l'inconfort, se heurte encore aujourd'hui à de fortes *résistances.* J'en prendrai pour illustration un passage d'une lettre écrite par une surveillante de service O.R.L. parlant du

---

8. Cf. la quatrième partie de cet ouvrage : «L'accompagnement des mourants.»
9. Cf. le chapitre précédent.

traitement de la douleur occasionnée par certains cancers.

« Pourquoi nos médecins – surtout nos jeunes internes – n'apprennent-ils pas à doser et à manier les antalgiques comme cela se fait dans les pays anglo-saxons ? Pourquoi refuser le principe de la prise systématique et préventive, à intervalles réguliers, d'une potion calmante quotidiennement adaptée à la douleur du malade, afin d'arriver à un juste équilibre entre le soulagement de cette douleur et le maintien de la lucidité et de la personnalité du malade ? (...)

« Les jeunes infirmières ont souvent peur d'utiliser les calmants, elles attendent trop longtemps avant d'appliquer les consignes données... Or, la douleur engendre la douleur et ensuite nous n'avons plus d'autre ressource que d'utiliser les doses massives qui plongent le malade dans la torpeur et l'inconscience... Serait-ce une façon d'échapper aux questions que posent nos grands malades, en leur fermant la bouche et en voilant leur regard ? »

Ces résistances s'appuient sur des arguments d'ordre éthique : se mêlent la crainte de précipiter la mort et celle de « fabriquer des drogués » en cas de recours prolongé aux analgésiques puissants et notamment à la morphine. Il n'est donc pas inutile de rappeler quelques règles éthiques, reconnues à la fois par les autorités médicales et des instances morales telles que l'Eglise catholique : traiter la douleur est une des tâches prioritaires du soignant ; le traitement de la douleur justifie que l'on prenne des risques proportionnés à la souffrance et à la situation du malade ; il n'y a aucune raison de laisser la douleur réapparaître et de ne redonner un calmant qu'au moment où le malade recommence à souffrir[10]. Ces principes élémentaires ne sont pas encore totalement admis en France par l'ensemble des professionnels de la santé. De multiples débats et confrontations sont donc néces-

10. Cela sera développé dans le chapitre suivant.

saires, de façon à dépasser des réticences qui s'enracinent dans la tradition française relative au maniement des antalgiques et tout spécialement de la morphine.

Mais l'ensemble des réflexions précédentes montre les difficultés auxquelles se heurte tout traitement efficace de la douleur chronique occasionnée par une maladie incurable à évolution fatale. On ne peut bien soigner de tels malades, si l'on veut respecter leur lucidité et leur personnalité, qu'en restant proches d'eux. Et c'est éprouvant, surtout si les soignants ne sont pas bien formés au maniement des techniques antalgiques. Ils sont alors enfermés, eux aussi, dans un véritable cercle vicieux : toutes les dimensions du soin, lutte contre l'appréhension et l'angoisse, soulagement de la douleur, traitement aussi des multiples inconforts liés à la maladie (inappétence, nausées, vomissements, constipation...), exigeraient une présence attentive du soignant auprès du soigné. Mais comment cette proximité serait-elle supportable pour des professionnels de la santé qui s'estimeraient désarmés? La lutte contre l'aggravation du processus de la maladie n'a le plus souvent, dans ces situations, plus beaucoup de sens et ne représente qu'un inutile acharnement thérapeutique. Si les soignants se ressentent également démunis devant la douleur et les inconforts et incapables de répondre aux demandes du malade, ils n'ont «plus rien à faire». Comment pourraient-ils ne pas fuir ou ne pas couper la relation avec le patient en obscurcissant sa conscience?

Il est donc très important de former les jeunes médecins et infirmières de manière à ce qu'ils prennent conscience que sur le plan médical lui-même, ils peuvent faire beaucoup pour les malades incurables. Seule cette formation technique donnera à un grand nombre de soignants la *confiance* en eux-mêmes indispensable à l'approche et à l'écoute des malades souffrants et a fortiori des mourants. Ils pourront alors se présenter devant les patients avec «*quelque chose à faire*»; la technique pourra alors leur donner une contenance et devenir le support de la relation.

Une telle formation requiert l'existence de formateurs, et, pour cela, d'Unités de soins où l'on mette au point et perfectionne des méthodes de traitement de la douleur adaptées aux particularités françaises, avec le souci de diffuser le résultat de ces recherches dans la presse médicale, les facultés de médecine et les écoles d'infirmières. Les différents professionnels de la santé pourraient venir s'y former au maniement des techniques antalgiques et à la relation avec les malades atteints de douleur chronique.

En Angleterre et au Canada des initiatives, au départ d'ampleur très limitée, ont rendu possibles la formation de nombreux soignants et le développement de soins palliatifs axés sur la réponse aux besoins du malade incurable douloureux.

En France, aussi, depuis quelque temps, les initiatives se multiplient. Puissent-elles non seulement se développer mais aussi former de nombreux professionnels de la santé et les aider à affronter les difficiles problèmes posés par le soulagement de la souffrance de celui qui meurt, sous toutes ses dimensions.

9. Prévenir la douleur ou supprimer la conscience?

La souffrance humaine est complexe; elle est faite de douleur physique bien souvent, mais aussi d'appréhension, de l'épreuve de l'altération du corps, d'angoisse, de solitude, de perte des raisons de vivre... Et d'autre chose encore, propre à chacun des souffrants, lié à son histoire personnelle et à son tempérament[1]. Porter remède à la souffrance n'est donc pas une pure affaire de technique médicale. Il n'en reste pas moins que la douleur a une composante corporelle, physiologique même, et que son soulagement nécessite la mise en œuvre de thérapeutiques médicales appropriées.

Dans les pages qui suivent, nous comparerons sur le plan éthique deux méthodes médicales destinées à combattre la souffrance suscitée par une douleur chronique chez des malades parvenus à la dernière phase de leur existence. Ces méthodes sont pharmacologiquement proches, car toutes deux comportent l'emploi de mor-

1. Cf. le chapitre précédent.

phiniques et de médications agissant sur le psychisme; mais leurs effets sont de natures bien différentes.

Commençons par aborder les questions éthiques posées par les thérapeutiques mises au point à partir de 1967 à Saint-Christopher's Hospice et utilisées depuis lors par un certain nombre de médecins anglais, canadiens, américains et français[2]. Ces traitements reposent notamment sur l'emploi des différentes classes d'antalgiques, du plus faible au plus puissant selon l'intensité de la douleur, *avec prudence, mais sans réticence*. En cas de douleurs sévères, on recourt aux analgésiques centraux, et notamment à la morphine, si possible sous forme de potion buvable, administrée aux doses nécessaires (parfois élevées et même très élevées), à heures fixes plusieurs fois par jour, dans le but de prévenir la douleur, sans attendre que le malade ne recommence à souffrir. Avec l'adjonction de psychotropes renforçant l'action de la morphine et agissant sur l'angoisse du malade. En veillant à ne pas produire chez celui-ci une somnolence mais au contraire à lui préserver sa conscience et sa possibilité de rester en relation à autrui. Et cela tant que persiste la cause de la douleur, pendant des semaines et même des mois, bien souvent jusqu'à la fin de la vie.

De multiples critiques

Ces thérapeutiques antalgiques, connues en France depuis 1975 environ, ont été récusées par de nombreux professionnels de la santé! Pour de multiples raisons. D'abord parce que Saint-Christopher's Hospice

---

2. Cf. le chapitre 7. Les professionnels de la Santé qui chercheraient une information médicale plus précise pourront se référer à : Dr M. Salamagne, «Les traitements médicaux de la douleur chronique cancéreuse», et à sa bibliographie, dans *Laennec*, printemps 1984, pages 10 à 14.

accueille principalement des cancéreux en phase terminale. Une telle institution, dit-on, est contestable, car c'est un «mouroir». D'autre part, des études pharmacocinétiques avaient conduit à la conviction que l'emploi de la morphine par voie buccale est condamnée à l'insuccès, car ainsi administrée cette médication est très rapidement dénaturée par le foie. En outre, dit-on, il n'est pas possible d'employer un tel traitement sur une longue période; il se produit nécessairement une «accoutumance» : la morphine devient de moins en moins active; il faut donc augmenter les doses et l'on est pris alors dans un tragique engrenage; au bout d'un certain temps on n'arrive plus à soulager le malade et on aura fait de lui un drogué. Enfin, de toute façon, employer sur une longue période la morphine est une pratique euthanasique*.

Ces condamnations paraissent sans appel. Un minimum de réflexion permet cependant de conclure à leur caractère *irrationnel*. Il se peut en effet que les institutions anglaises dénommées «Hospices» ne conviennent pas à la mentalité française. Mais, si cela est vrai, cela devrait conduire à une réflexion d'ordre *institutionnel* : où soigner les malades douloureux atteints de cancers évolués? Mais on ne peut en tirer aucune conclusion d'ordre *thérapeutique ou éthique*.

De même, les affirmations d'ordre pharmacocinétique rappelées plus haut devraient conduire non pas à la condamnation de l'emploi de la morphine par voie orale mais à un approfondissement de la réflexion. Si la morphine est ainsi très rapidement dénaturée, mais si en même temps, comme l'expérience étrangère le montre, de très nombreux cancéreux sont cependant soulagés de leur douleur, cela peut donner de *précieuses indications*

---

* Les pages qui suivent sont extraites de : «La souffrance de celui qui meurt – Réflexion éthique.», dans *Laennec*, printemps 1984, pages 19 à 22.

sur l'action réelle des analgésiques centraux sur le système nerveux.

L'affirmation d'une *accoutumance* inéluctable serait facile à vérifier : il suffirait de demander aux Centres qui ont déjà une longue expérience d'ouvrir leurs dossiers. Si les constatations couramment faites en France et les résultats obtenus à l'étranger dans les centres expérimentés divergent, cela pourrait conduire à s'interroger sur *l'origine de ces différences*. On peut supposer qu'elles proviennent d'une part des modalités du «traitement» (celui-ci comprenant non seulement les médications employées mais aussi tous les soins de confort), d'autre part de l'environnement relationnel du malade.

Il en est de même quant à l'affirmation d'un *«effet euthanasique»* d'un emploi prolongé des analgésiques centraux : repose-t-elle sur des présupposés sans fondement ou sur une expérience? Et cette expérience elle-même ne peut-elle être remise en cause par un changement des modes d'administration? Là aussi une confrontation avec les Centres expérimentés serait fort utile.

Les objections précédentes témoignent donc d'une certaine irrationalité : elles sont soit déplacées, soit énoncées *sans les vérifications devenues aujourd'hui possibles* grâce au développement en Angleterre des «Hospices» et au Canada et aux Etats-Unis des Unités de soins palliatifs. Or la médecine moderne est caractérisée par une rationalité croissante. La subsistance d'une plage d'irrationalité, dans le domaine de l'analgésie, laisse soupçonner l'existence d'une *méfiance* profondément enracinée vis-à-vis des analgésiques centraux, ou d'un *malaise* face au malade douloureux qui va mourir, dû aux difficultés d'entrer en relation avec lui et de le soigner.

Ces difficultés sont évidemment multiples. Il n'est pas facile d'approcher le malade dont la douleur croissante vient signer l'*échec* de la thérapeutique et annoncer la proximité de la *mort*. Mais un tel malaise peut être sinon vaincu, du moins diminué par l'acquisition d'un *savoir-faire permettant de répondre de façon satisfaisante* à la demande la plus urgente du patient : ne plus éprouver cette douleur. C'est pourquoi il est important, pour l'ensemble des professionnels de la santé, *de dépasser certaines préventions* et d'examiner avec attention des méthodes analgésiques qui apparaissent susceptibles d'apporter des réponses satisfaisantes aux demandes des malades douloureux.

Une longue tradition déontologique

Quant à la méfiance relative à l'emploi des analgésiques centraux, elle a en France des racines profondes; l'histoire et la tradition déontologique le montrent bien. J'en prendrai comme illustration le remarquable traité de Déontologie médicale de G. Payen, paru en 1935, s'appuyant sur une large bibliographie[3] : la plupart des ouvrages de réflexion sur la médecine parus en langue française de 1883 à 1933 y sont non seulement récensés mais aussi abondamment cités.

Ce traité recommande «*la plus grande circonspection*» à l'égard des analgésiques centraux (l'auteur emploie les termes d'«anesthésiques» ou de «narcotiques»). Et cela, en raison d'une *triple fatalité* : l'usage de tels calmants crée une *dépendance*, celle-ci conduit à *l'accoutumance*, et cette dernière à la *toxicomanie*. «Le premier essai de l'anesthésique est si heureux, apporte au mal un tel soulagement, au patient un si doux repos, qu'on y revient comme fatalement à la moindre sensation vive, ou même pour prévenir la douleur, et qu'on en prend peu à peu la funeste habitude. L'effet tardant à se produire sous

3. G. Payen, *Déontologie médicale d'après le droit naturel*, Université l'Aurore, Zi-Ka-Wei, 2e édition, 1935. Edité en Chine, ce livre repose uniquement sur une bibliographie française.

l'influence de l'accoutumance, on augmente progressivement les doses; on les prend fortes, puis énormes, et on empoisonne lentement l'intelligence et le corps.» – «L'usage crée le besoin, et le besoin, devenant une passion violente, crée à son tour la morphinomanie, sorte de folie qui grandit tous les jours dans le monde et mine les tempéraments et les intelligences[4].»

D'une telle conception des effets des «anesthésiques» découlent des conclusions éthiques : dans les maladies longues et douloureuses, ou chroniques et incurables, le médecin n'emploiera que de faibles doses, espacera les injections et «aura même la bienfaisante cruauté de les interrompre lorsqu'il craindra, en les continuant, de donner naissance à l'habitude et de fournir par là un remède pire que le mal[5].»

Il n'y a pas lieu certes de critiquer la déontologie médicale des années 1900-1935. Elle était logique et, je dirais même, humaine : si l'emploi des «narcotiques» a des conséquences pires même que la douleur, il est normal d'être très réservé dans leur utilisation.

Mais il importe de bien voir que ces affirmations *éthiques* dépendaient de convictions *médicales*. Au départ de tout, une image : celle des morphiniques comme *drogues* (celles qu'emploient les «drogués»). Cela commande un agir : des injections très espacées, destinées surtout à permettre le sommeil. Le malade est soulagé la nuit, mais souffre le jour : d'où son «besoin» interprété comme une «passion violente». Le patient se concentrant sur sa douleur, les doses nécessaires pour le soulager deviennent de plus en plus fortes : ce qui donne un fondement à la notion d'accoutumance. Au bout d'un certain temps le médecin décide d'interrompre. Cela crée parfois de véritables crises de manque, décrites avec précision dans

---

4. *Op. cit.*, pp. 198-199. Le passage cité est lui-même une citation d'un médecin écrivant en 1898.
5. *Op. cit.*, p. 199.

l'ouvrage, et cela apporte une confirmation à l'hypothèse initiale : l'utilisation prolongée de «narcotiques» conduit à la toxicomanie.

Or aujourd'hui, grâce à l'expérience accumulée depuis plus de 15 ans dans des dizaines d'«Hospices» et d'Unités de soins palliatifs, on peut se faire une autre image des morphiniques : celle de «*médications de la douleur*» (même si demeure le danger de la toxicomanie lorsque ces médications sont utilisées en dehors d'une situation algique; ce qui exige la plus grande prudence lorsque l'espérance de vie demeure grande). Ce changement d'image permet un *maniement tout différent* des analgésiques centraux, orienté non plus vers le soulagement intermittent, mais vers la prévention de la douleur chronique. La plupart des *conséquences nocives* (trop grande accoutumance et «escalade» des doses, dépendance excessive) disparaissent alors, affirment les Centres expérimentés; la toxicomanie n'est pas à redouter, si l'espérance de vie est limitée (de quelques mois à un ou même deux ans). Les *conclusions éthiques* changent alors radicalement : il n'y a plus de raison de faire preuve de la «*circonspection*» de mise il y a 50 ans, ni de parcimonie dans l'utilisation des analgésiques centraux lorsque leur emploi est nécessaire à une véritable prévention de la douleur et que l'espérance de vie est limitée. A une condition évidemment : que ces médications soient utilisées selon des méthodes qui permettent d'éviter les conséquences pernicieuses.

L'urgente nécessité de soulager la douleur chronique intense

Venons-en maintenant à l'interrogation éthique fondamentale : pourquoi, de tout temps, les soignants se sont-ils cru tenus à soulager les malades de leurs souffrances, à l'intérieur des limites posées, à chaque époque, par les techniques disponibles et la morale?

Tenons-nous en à la douleur *intense*, celle qui emplit le champ de conscience du patient. Celui-ci ne peut plus en détourner son attention, ni parler d'autre chose. Or il n'y a rien à en dire. La souffrance est incommunicable. Proches et soignants ne peuvent que rester présents, et cela leur est fort difficile, s'ils n'ont «rien à faire». La douleur est ainsi barrière; elle emmure le patient en lui-même et l'enferme dans la solitude.

Est donc spécialement dramatique la situation de celui qui est atteint d'une forte douleur *chronique*; depuis de longs jours il souffre; cette souffrance s'accroît, et c'est désormais tout le restant de la vie qui lui apparaît soumis à cette douleur apparemment inexorable. Celle-ci lui révèle la gravité de sa maladie et la destruction progressive de son corps; ce qui ne peut pas ne pas faire sourdre une angoisse qui va encore contribuer, l'expérience le montre, à faire croître la douleur. Et ainsi est encore renforcée la souffrance et donc la *solitude* de celui qui, en ce moment d'épreuve, aurait le plus *besoin de communiquer* avec autrui.

Les mots sont inadéquats pour traduire une telle situation. Certains malades le disent bien : «Vous ne pouvez pas savoir.» Au moins peut-on parler du «cercle vicieux», de la «spirale» de la souffrance. La vie humaine peut alors apparaître dénuée de sens : ce qui normalement donne valeur à la vie devient source de désir de mort : la conscience, qui n'est plus que conscience de la souffrance; la relation à autrui qui devient impossible ou se mue en agressivité; à moins que le malade ne se replie sur lui-même au moment même où la communication avec autrui lui serait le plus nécessaire.

Quelques êtres d'exception, soutenus ou non par de fortes convictions religieuses, parviennent à faire face à une telle épreuve; mais beaucoup sont broyés par elle et atteints dans leur volonté de vivre.

Le patient est alors *happé par la mort*, pas nécessairement sous la forme du désir de mettre fin à ses jours, bien que les demandes d'euthanasie ne soient pas rares en de telles situations, mais au moins en renonçant à lutter pour vivre, ce qui se traduit souvent par un refus – augmenté par le dégoût – de s'alimenter de manière substantielle.

Une telle perte de ce qui donne sens à la vie, une telle atteinte aux raisons de vivre, mettent le malade dans une situation de grand *danger*. Le mal principal qui l'atteint n'est même plus cette maladie incurable qui poursuit son évolution, mais la souffrance qui le conduit à la mort. Et c'est ce qui fonde *l'urgente et impérieuse nécessité d'essayer de le soulager*, au prix même éventuellement de certains *risques* proportionnés à la gravité du danger où il se trouve.

De même que le chirurgien se sent autorisé à prendre des risques vitaux pour son patient dans l'espoir de lui rendre la santé, de même le médecin peut – et doit – accepter la notion de *risque antalgique* en de telles situations : *risque pour la conscience* du malade, s'il apparaît nécessaire de recourir temporairement à de fortes doses de psychotropes pour couper la pérennité de la souffrance et en effacer quelque peu le souvenir ; *risque même pour la vie* du patient, en cas d'épreuve extrême. Si ces deux risques sont combinés le malade ne se réveillera peut-être pas... Mais ce double risque doit cependant être couru, s'il représente le seul espoir que *le malade retrouve, ne fût-ce que quelques jours, une existence qui ait sens pour lui*[6].

L'emploi prolongé de la morphine

Venons-en maintenant directement à l'examen éthique des thérapeutiques de la douleur décrites plus haut.

---

6. Telle était déjà, en 1957, la position du pape Pie XII ; cf. « Problèmes religieux et moraux de l'analgésie » *Documentation Catholique*, 17 mars 1957, colonnes 337-340.

Nous avons déjà vu que lorsqu'elles sont maniées avec précision, il n'y a pas lieu de se laisser arrêter par la crainte d'une dépendance et d'une accoutumance excessives.

Certains disent qu'un emploi prolongé de la morphine raccourcit la vie et a ainsi un effet euthanasique. Mais d'une part ils oublient que la douleur mal soulagée raccourcit sans doute beaucoup plus cette vie que l'administration d'analgésiques centraux bien maniés. Et d'autre part, auraient-ils même raison, le malade est en droit de choisir de disposer de jours peut-être un peu moins nombreux dans le but de *vraiment vivre* l'ultime étape de son existence.

Or c'est dans un tel but qu'ont été mises au point les thérapeutiques en question : elles préservent la lucidité des malades, ne transforment guère leur personnalité, les rendent capables d'assumer encore certains de leur rôles ou du moins de rester en relation avec leurs proches. Cela demande évidemment de porter remède aux sources de souffrance autres que la douleur : appréhension, angoisse, dépression, détresse spirituelle, sentiment de profonde solitude... Cela exige autre chose que l'administration de médications : une *présence humaine* discrète, attentive et compréhensive qui permette au malade affronté à une lourde épreuve d'évoluer à son rythme. L'expérience montre alors que ce qui apparaissait initialement comme une *situation désespérée et mortifère* peut se transformer *en étape importante de la vie.* Certains malades se réconcilient avec leurs proches, d'autres prennent congé de ceux qu'ils aiment dans la tristesse mais aussi parfois avec une certaine sérénité et après être parvenus à une communication d'une grande intensité, d'autres encore dépassent un sentiment d'échec ou de culpabilité et découvrent un sens nouveau à leur vie.

Un tel but justifie pleinement de courir quelques risques, réels ou imaginaires, d'un emploi prolongé d'analgésiques centraux.

Les tout derniers jours

Des questions spécifiques se posent cependant vis-à-vis des malades parvenus à l'extrême fin de leur vie : les médications antalgiques ne risquent-elles pas alors de causer une mort subite? C'est pour beaucoup de médecins et infirmières un lourd traumatisme que de voir le patient s'éteindre au cours d'une injection de calmants ou peu après. Et c'est spécialement redouté lorsque le malade est atteint d'insuffisance respiratoire.

Ces questions devraient être examinées de très près. Des soignants peuvent devenir incapables de soigner efficacement les grands malades à la suite de tels traumatismes. Aussi *toute une recherche médicale serait nécessaire.* Les «Hospices» et Unités de soins palliatifs expérimentés affirment être parvenus à soulager de tels malades, *sans prendre de risques disproportionnés.* Leur expérience devrait être soigneusement examinée et d'autres recherches poursuivies, si nécessaire.

Mais, d'un point de vue éthique, il faut rappeler ce qui a été dit plus haut : vis-à-vis de ces malades entrés en agonie, douloureux et d'autant plus angoissés qu'ils se sentent menacés d'asphyxie, le caractère spécialement éprouvant de leur état justifie la prise de risques même importants.

Les sentiments de culpabilité

Agir ainsi peut faire naître des sentiments de culpabilité chez les soignants surtout s'ils éprouvaient en eux-mêmes comme un *souhait de mort* de leurs patients. Alors est spécialement nécessaire une réflexion éthique qui puisse aider à prendre du recul et à faire le partage entre vraie et fausse culpabilité, entre la conviction justifiée «d'avoir commis une faute» et une culpabilité dénuée de fondement objectif.

La question à se poser en de tels cas est : le soin pratiqué était-il légitime et adapté à la situation du patient? Si oui, peu importe les sentiments qui traversaient l'affectivité du soignant. L'être humain n'est pas totalement maître de son affectivité; ce qui compte, c'est que celle-ci ne commande pas l'agir du professionnel. Si le soignant observe *des règles objectives de comportement délibérées en conscience et éclairées par une véritable réflexion éthique*, il peut se dire, même s'il est traversé par le souhait de la mort de son patient, même si celui-ci meurt : j'ai fait ce que je devais faire; je ne suis pas tout-puissant; je ne suis ni diable, ni dieu; ce n'est pas mon souhait de mort qui a tué le malade; il n'était pas non plus en mon pouvoir d'éviter tout risque et de maintenir en vie le patient.

Il est certes difficile de prendre du recul par rapport à ses propres sentiments de culpabilité, et c'est pourquoi il est souhaitable d'éviter autant qu'il est possible les situations traumatisantes évoquées plus haut. On dit parfois : «Le remords taraude l'âme.» Et c'est vrai. De tels «remords», même dénués de fondements objectifs, peuvent émousser le jugement, conduire à éviter le renouvellement de situations qui auront été vécues si douloureusement, et paradoxalement entraîner à des comportements qui, eux, seront contestables mais qui, pour diverses raisons, ne feront pas surgir de tels sentiments de culpabilité.

Les «cocktails lytiques»

Les thérapeutiques de la douleur analysées jusqu'à présent sont employées en France, mais encore trop rarement. Trop souvent encore, on tarde à employer des morphiniques; puis quand la douleur et l'angoisse du malade paraissent trop éprouvantes, on administre en perfusion des «cocktails» composés d'habitude d'un antalgique, le dolosal, et de psychotropes, largactil, et phénergan.

On ne peut porter un jugement univoque sur ces médications; le sens de telles thérapeutiques dépend évidemment des doses employées et du débit de la perfusion. Celle-ci peut avoir un effet *antalgique* (actif contre la douleur), «*anesthésique*» (j'entends par ce terme le fait de faire perdre conscience au malade) ou *toxique* (accélérant le processus de mort).

Mais le mode habituel d'administration est plein d'ambiguïté. Il ne demande même pas, dans certains cas, de pratiquer un geste sur le *corps du malade* : une perfusion hydratante étant déjà posée, la médication est seulement injectée dans le flacon : ainsi est mis à distance le corps du malade. Et surtout le débit de la perfusion *n'est pas mesuré avec précision* ni adapté aux particularités du patient; on peut ainsi glisser de l'action antalgique à l'action anesthésique, et de celle-ci à l'action toxique. Et cela, insensiblement; sans le savoir tout en le sachant!

Assez souvent est recherché d'emblée l'effet anesthésique. En ce cas la question éthique peut se formuler ainsi : est-il légitime de prendre la décision, en fin de vie d'un malade, de plonger celui-ci dans l'inconscience et de renouveler la prescription jusqu'à ce que la mort se produise? Ou en termes plus rudes mais rigoureusement exacts : est-il éthiquement acceptable de *mettre fin délibérément à la vie consciente du malade?*

Une telle décision peut avoir des significations différentes. Elle est parfois prise par les soignants, ou les seuls médecins, parce que, l'état du malade s'aggravant, ils ne peuvent plus soutenir la relation avec lui. Même si le patient ne souffre pas intensément, même s'il n'est pas très angoissé. Il faut alors dire nettement que c'est le confort des soignants qui est recherché plus que celui du malade. *Au mépris même parfois de ce que veut réellement la personne intéressée.* La conclusion éthique est alors claire.

Mais d'autres situations existent aussi : le malade commence à souffrir énormément; il n'est pas soulagé par les traitements employés et son angoisse s'accroît; il demande même parfois à «dormir»[7]. Que penser d'une telle «anesthésie» souhaitée par le patient lui-même?

Une telle décision représente au moins un *échec.* Il ne s'agit pas d'une réponse médicale satisfaisante aux besoins du malade; *elle n'est orientée vers rien de positif.* On peut espérer que le patient ne souffre plus (... et encore ceci commence à être mis en doute par certains anesthésistes), mais il est définitivement coupé des siens et privé de toute forme de communication avec autrui.

Il faut bien reconnaître, si l'on ne veut pas tomber dans l'idéalisme, que dans tous les domaines de l'existence on est parfois conduit à poser des gestes contestables ou désespérés, parce qu'on ne voit pas d'autre issue humainement satisfaisante. Et tel est l'esprit dans lequel sont aujourd'hui employés les cocktails lytiques par certains soignants. Mais, ceux-ci, à mon avis, s'ils se résolvent à prendre de telles décisions, sont alors tenus par deux exigences éthiques : *reconnaître que leur geste est un aveu d'échec et simultanément souhaiter et rechercher d'autres méthodes de soin humainement plus satisfaisantes.*

De telles exigences sont lourdes à porter, car elles peuvent faire surgir les sentiments de culpabilité cités plus haut. Mais si elles ne sont pas respectées, de très regrettables glissements de comportement peuvent se produire, facilités par l'ambiguïté du mode d'administration de ces «cocktails».

---

7. Cf. le récit du Dr Claire Mathiot, dans *Laennec*, printemps 1984, «La souffrance de celui qui meurt», p. 7.

Il est en effet difficile pour les professionnels de la Santé de continuer à prodiguer des soins à des personnes devenues inconscientes... Il est plus facile d'augmenter légèrement le débit de la perfusion, ce qui est psychologiquement facilité par le fait que cela ne demande aucun geste direct sur le corps du malade. *On passe alors insensiblement de la dose anesthésique à la dose toxique.*

Et le jour où cette pratique sera couramment admise – ce jour est déjà arrivé dans certains services hospitaliers – on se demandera : «Pourquoi tant d'hypocrisie? Puisqu'on trouve normal de donner la mort en quelques jours, sinon en quelques heures, pourquoi ne pas la donner de façon instantanée?»

Deux méthodes profondément différentes

Nous avons, dans cet article, examiné d'un point de vue éthique et comparé deux thérapeutiques de la douleur pharmacologiquement proches (puisqu'elles emploient toutes deux des analgésiques centraux et des psychotropes), mais humainement fort différentes.

L'une, celle qui a été exposée en premier, même si elle présente peut-être quelques risques pour les malades, est *orientée vers la vie* : une vie brève dans certains cas, mais qui peut être dense et humainement riche; l'autre représente au mieux l'attente de la mort biologique.

La première est *claire* : on sait ce qu'on fait, on mesure les doses de médications potentiellement dangereuses; l'autre est profondément *ambiguë* et facilite des glissements regrettables.

La première exige et permet la *relation* avec le malade; l'autre met celui-ci à distance et conduit même le plus souvent à son *abandon*.

Mais évidemment la première est plus difficile à mettre en œuvre : pas tellement d'un point du vue technique, bien que l'expérience aide à manier avec précision les analgésiques, mais au plan *relationnel*. Elle demande, pour être mise en œuvre, qu'on n'évite pas la proximité avec les grands malades et les mourants. Mais elle s'est répandue, sur une large échelle, dans de nombreux pays. Pourquoi cela ne serait-il pas possible aussi en France?

TROISIÈME PARTIE

L'euthanasie

10. Quand y a-t-il euthanasie?

Un débat qui repose sur des équivoques

Il n'y a guère, de nos jours, de mot plus ambigu que celui d'*euthanasie*. Pour s'en convaincre, il suffit d'assister à n'importe quel débat sur le sujet. Nous prendrons ici comme exemple la table ronde *Le droit à la mort peut-il être reconnu par la médecine?*, organisée au cours du colloque mondial *Biologie et devenir de l'homme*[1].

Voici comment Jacques Monod introduisit le débat sur l'euthanasie : «Il y a un problème qui me paraît d'une extrême importance. Nous savons tous que, dans les faits, les médecins sont confrontés constamment au problème de l'euthanasie et que tous ceux qui le peuvent essaient en conscience de permettre à leurs malades, ou mourants, d'accéder sinon à la bonne mort, à l'euthana-

1. Tenu à la Sorbonne en septembre 1974. Les Actes ont été publiés en 1976 par Ediscience.

sie au sens étymologique du terme, du moins à s'en rapprocher le plus possible.»

Ce que Jacques Monod entendait par «le problème de l'euthanasie» est clair, explicité au cours de son exposé par ses références au «Manifeste des prix Nobel» publié par *The Humanist*[2] : «Nous soussignés, nous déclarons, pour des raisons éthiques, en faveur de l'euthanasie... (Celle-ci) peut être définie comme une méthode ou un acte, destiné à mettre fin à la souffrance en laissant mourir ou en provoquant une mort sans douleur... Elle présente un problème éthique aux patients qui, tout en sachant que leur état est incurable ou irrémédiable, sont convaincus, en raison de leurs croyances religieuses ou philosophiques, qu'il n'est permis à aucun être humain d'intervenir pour supprimer la vie d'un autre.»

Mais, en même temps, dans son intervention au colloque, Jacques Monod affirmait que tous les médecins qui le peuvent s'efforcent de permettre à leurs malades d'accéder à la bonne mort, «à l'euthanasie au sens étymologique du terme». Il introduisait ainsi dans le débat la plus grande confusion. Tantôt «euthanasie» signifiait pour lui *la lutte contre la souffrance*; il était en droit de dire que beaucoup de médecins la pratiquent, mais il aurait dû distinguer les différents moyens employés : soins de confort, analgésiques, mort provoquée... Tantôt «euthanasie» désignait uniquement un seul de ces moyens : *la suppression de la vie* d'un malade incurable. Ne choisissant pas entre ces deux significations, il condamnait la discussion à tourner en rond et à ne pouvoir parvenir à aucune conclusion.

En fait, les débats actuels font aussi apparaître un troisième sens donné au même mot : *la décision de s'abstenir* d'employer auprès d'un malade incurable des moyens techniques qui pourraient – peut-être – prolonger sa vie, mais qui seraient sources d'inconfort ou de souffrances.

2. Reproduit dans *Le Figaro*, 1er juillet 1974.

On emploie souvent alors l'expression d'«euthanasie passive»; c'est ainsi que, dans le colloque mentionné plus haut, le professeur Cotte qualifiait la décision de s'abstenir de certains gestes médicaux, «dans le cas du mourant qui ne peut être que prolongé, parfois de façon dérisoire, de quelques heures ou de quelques jours, sans qu'il y ait d'espoir véritable d'aller au-delà de ce bref sursis[3]». En ce sens-là, on peut dire que le général Franco, lui, n'a pas été «euthanasié», mais que l'euthanasie est pratiquée sur le commun des mortels!

Alors, que signifie concrètement le mot d'euthanasie aujourd'hui : l'art d'alléger la souffrance du mourant, la décision de s'abstenir de thérapeutiques devenues disproportionnées ou même dérisoires, ou l'acte de mettre fin à une vie pour mettre fin à la souffrance? En fait, tout cela successivement et, le plus souvent, chez le même interlocuteur! Et cette confusion donne aux débats leur caractère passionnel. Chacun ne peut être que pour l'euthanasie (comprise dans certains sens) et beaucoup sont contre (en prenant le mot en un autre sens). D'où la délicieuse jouissance d'être enfermé dans un dilemme insoluble, la sensation de ne pouvoir être humain et compatissant (en prenant le sens large) qu'en transgressant l'interdit (donner la mort). Les différents médias, journaux, radio, télévision, ne se privent d'ailleurs pas de jouer sur cette ambiguïté et de procurer ainsi des frissons à leurs lecteurs ou auditeurs. Seulement, ce jeu n'est pas toujours honnête; en tout cas, il ne fait pas beaucoup avancer la réflexion.

Histoire d'un mot

Cette multiplicité de sens, certes, n'a pas été inventée pour le plaisir de compliquer les débats; elle a des raci-

3. Colloque mondial : *Biologie et devenir de l'homme*, p. 450.

nes historiques qu'il est important de connaître pour comprendre les glissements de significations qui se sont produits depuis près de quatre siècles.

Les historiens sont d'accord pour attribuer à Francis Bacon, homme d'Etat et philosophe anglais, la responsabilité de l'introduction du terme euthanasie dans les langues modernes. Et cela dès 1605. Il n'est pas inutile de reproduire de longs extraits d'un texte cité trop souvent de façon tronquée : «Je dirai de plus, en insistant sur ce sujet, que l'office du médecin n'est pas seulement de rétablir la santé, mais aussi d'adoucir les douleurs et souffrances attachées aux maladies; et cela non pas seulement en tant que cet adoucissement de la douleur, considérée comme un symptôme périlleux, contribue et conduit à la convalescence, mais encore afin de procurer au malade, lorsqu'il n'y a plus d'espérance, une mort douce et paisible; car ce n'est pas la moindre partie du bonheur que cette euthanasie (...) Mais de notre temps les médecins semblent se faire une loi d'abandonner les malades dès qu'ils sont à l'extrémité; au lieu qu'à mon sentiment, s'ils étaient jaloux de ne point manquer à leur devoir, ni par conséquent à l'humanité, et même d'apprendre leur art plus à fond, ils n'épargneraient aucun soin pour aider les agonisants à sortir de ce monde avec plus de douceur et de facilité. Or cette recherche, nous la qualifions de recherche sur l'euthanasie extérieure, que nous distinguons de cette autre euthanasie qui a pour objet la préparation de l'âme, et nous la classons parmi nos recommandations[4]».

Francis Bacon s'intéressait principalement aux méthodes et au progrès des sciences. Son œuvre fait l'inventaire des connaissances de son époque et de leurs lacunes. Il constate, chez les médecins du 17e siècle, un total man-

4. Texte cité selon sa version définitive de 1623, dans la traduction de M. Bouillet (Œuvres Philosophiques de F. Bacon, Hachette, 1834).

que d'intérêt pour le traitement de la douleur. Il les invite donc à un effort de recherche en ce domaine. Il entrevoit le développement d'une médecine «palliative», comme on dirait aujourd'hui, capable de transformer les derniers moments de la vie, à condition de ne pas être séparée de l'accompagnement spirituel du malade («préparation de l'âme»). Tout cela, selon Francis Bacon, devrait permettre de réaliser un vieux rêve de l'humanité : échapper aux affres des derniers moments de la vie et *s'éteindre, l'heure venue, de manière douce et paisible.* C'est une telle mort qu'il appelle «euthanasie» d'un terme emprunté à l'Antiquité grecque.

Le mot va garder à peu près le même sens jusqu'à la fin du 19e siècle. Le «Dictionnaire de la langue française» de Littré donne encore comme définition : Euthanasie, Bonne mort, mort douce et sans souffrance. Cependant le terme commence aussi à désigner non plus seulement la *qualité* des derniers moments de la vie, mais aussi *l'acte* de prendre soin du mourant dans le but de lui assurer une telle mort : «C'est cette science, appelée euthanasie, qui agit contre ce qu'il pourrait y avoir d'oppressant dans la maladie, soulage la douleur et rend très paisible l'heure ultime à laquelle personne ne peut échapper[5]». «Cette "science de l'euthanasie", en ce début du 19e siècle, emploie des moyens simples : aération de la chambre, attention portée à la position du malade dans son lit (et choix de ce lit), présence des proches; au plan médical, il est recommandé de s'abstenir de tout recours inutile à la chirurgie et de se contenter de traitements "symptomatiques et palliatifs".»

Ce n'est qu' à la fin du 19e siècle que le terme d'euthanasie prend un sens nouveau : procurer une mort douce – et l'on retrouve la signification précédente – mais *en mettant fin délibérément à la vie du malade.* Et c'est

5. C. F. H. Marx, *Medical Euthanasia*, 1826, reproduit dans S. Reiser, *Ethics in Medicine*, The M.I.T. Press. 1977.

désormais le sens prédominant dans l'opinion publique des sociétés occidentales. Quand des journaux titrent : «La cour d'assises a jugé un cas d'euthanasie», le lecteur pense aussitôt à la mort donnée à un incurable ou à un handicapé.

Mais le sens primitif n'en est pas pour autant tout à fait oublié : le même terme sert ainsi à désigner *l'acte de provoquer la mort* dans le but d'épargner des souffrances (et tel est, selon le texte cité plus haut de Jacques Monod, le «problème de l'euthanasie») et la *mort douce et paisible* de celui qui s'éteint. On est en pleine confusion. Cette confusion est renforcée par l'évolution de la médecine. Celle-ci dispose désormais de moyens puissants, mais aussi agressifs, sources de souffrances et d'inconfort, imposant certaines conditions de vie (isolement en chambre stérile, hospitalisations prolongées) et s'opposant à la satisfaction de besoins fondamentaux du malade (tranquillité, relation avec les proches...). S'abstenir apparaît parfois souhaitable; mais une telle décision est difficile à prendre. La mort, surtout celle d'un sujet encore jeune, apparaît comme un échec du thérapeute et suscite chez lui un profond malaise et un sentiment de responsabilité, sinon même de culpabilité; surtout s'il n'a pas fait «tout le possible» pour éviter cette mort. Et de même, un certain nombre de médecins répugnent à employer des analgésiques morphiniques pour soulager la douleur d'un malade incurable; y recourir confronterait, lors du décès du patient, à l'interrogation : «Ne sommes-nous pas responsables de sa mort, n'avons-nous pas fait de l'euthanasie?»

Ce mot est ainsi employé de nos jours dans des situations fort diverses pour désigner des actes différents. Mais l'acception la plus courante du terme comprend désormais d'une part *la relation de causalité* entre le geste (ou l'omission) d'un soignant ou d'un proche et la mort d'un malade, et d'autre part *l'affirmation d'une responsabilité* de ces acteurs dans cette mort.

Pour opérer les clarifications devenues indispensables, il n'y a d'autre moyen que de prendre acte de la signification désormais prédominante. Ce qui conduit à proposer comme définition : *l'euthanasie consiste dans le fait de donner sciemment et volontairement la mort; est euthanasique le geste ou l'omission qui provoque délibérément la mort du patient dans le but de mettre fin à ses souffrances*[6]. Il restera à voir quels gestes et quelles décisions méritent d'être ainsi qualifiés.

L'euthanasie sociale

Auparavant, remarquons que tous les textes cités jusqu'à présent sont orientés vers l'apaisement des souffrances de malades incurables ou de handicapés majeurs : par conséquent vers le bien-être de ces sujets, ou plutôt la suppression de leur mal-être. Mais tout au long de l'histoire, des sociétés ont voué à la mort un certain nombre de leurs membres pour de tout autres raisons, notamment pour des *motifs eugéniques ou économiques*; sous la forme, par exemple, de l'abandon de vieillards ou de «l'exposition» des enfants faibles ou malformés. On emploie couramment l'expression d'«euthanasie sociale» pour désigner de telles pratiques.

Celles-ci n'ont pas reçu autant qu'on le dit généralement l'approbation des penseurs et des philosophes. Ainsi, on présente souvent Platon comme un partisan de l'euthanasie sociale; cela repose sur des citations tronquées. Si ce philosophe a bien écrit : «on laissera mourir ceux dont le corps est malformé»[7], c'était avant tout pour protester contre un recours déraisonnable au

---

6. Cette définition est d'ailleurs celle des juristes. Elle commence à être acceptée par les moralistes. Cf. «Déclaration sur l'euthanasie» de la Congrégation pour la Doctrine de la Foi. *Documentation Catholique*, 20 juillet 1980, p. 697-700.

7. *République*, III, 410.

médecin, ce que l'on appellerait de nos jours une «dépendance démesurée». Au lieu de prendre «un soin excessif de son corps», il vaut mieux mener une vie active et «envoyer promener le médecin» (conseil d'autant plus sage que la médecine était peu active à l'époque!). «On recouvrera ainsi la santé (sans dépenser, pourrait-on ajouter, tout son avoir en honoraires médicaux!) et vivra en faisant son métier», ou on mourra si sa constitution n'est pas assez forte pour résister à la maladie.

C'est sans doute en notre siècle que l'euthanasie sociale fut pratiquée de la façon la plus systématique. Le régime nazi «accorda la grâce de la mort» à 200000 enfants malformés, débiles et incurables. L'indignation soulevée dans le monde entier par une telle entreprise d'élimination d'enfants malades ou handicapés met désormais en garde contre les incitations à l'euthanasie sociale.

Tous les écrits qui semblent – de façon plus ou moins voilée – la recommander suscitent aussitôt de profonds remous dans l'opinion. Il n'est désormais plus personne pour la prôner ouvertement comme une attitude digne de l'homme. Ce qui ne veut pas dire qu'il n'y a pas lieu de rester sur ses gardes contre la résurgence de telles perspectives ni que l'euthanasie sociale ne soit jamais pratiquée de nos jours, de façon secrète. On peut notamment s'interroger sur les pratiques de la réanimation néonatale et affirmer au moins que sont parfois mises en œuvre des attitudes discriminatoires vis-à-vis de certains nouveau-nés malformés, spécialement des mongoliens[8].

---

8. Les questions posées par la réanimation néo-natale sont très complexes. Elles ne seront pas développées ici. Le lecteur pourra se reporter, par exemple, à : R. McCormick, «Les soins intensifs aux nouveau-nés malformés», dans *Etudes*, novembre 1982, p. 493-502.

L'abstention de moyens thérapeutiques

Revenons à un sens plus restreint du terme euthanasie, celui qui a été défini plus haut : la mort donnée délibérément dans le but de mettre fin à la souffrance. Quels sont les comportements qui méritent d'être qualifiés ainsi?

Il faut bien prendre acte que le développement de la médecine dans les pays industrialisés place les soignants et l'ensemble de la population devant des questions nouvelles. Il y a un siècle, peu de décisions étaient requises, car on ne pouvait guère ralentir le processus de la mort. Les personnes présentes veillaient et se réconfortaient mutuellement, soutenues par deux personnages au rôle finalement assez proche, le médecin et le prêtre. La «révolution thérapeutique» qui s'est produite pendant la Seconde Guerre mondiale et l'introduction massive, depuis 1960, des technologies modernes dans l'hôpital, ont transformé radicalement les conditions de la mort. On peut désormais faire beaucoup de choses pour un grand malade. Est-ce pour son bien? Est-ce même toujours une lutte pour la vie, ou seulement une tentative désespérée de cacher l'impuissance de l'homme devant le caractère inéluctable de la mort?

Ces questions ont été âprement débattues en France dans les années 1974-1980. Pour certains, aucune interrogation n'était envisageable : le respect de la vie impose de tout mettre en œuvre pour retarder la mort. Mais une telle éthique fut vivement combattue. «Lorsqu'on possède tant soit peu d'informations sur ce que l'on a appelé l'acharnement thérapeutique, l'effort démesuré, disproportionné, qu'entreprennent certains médecins pour maintenir en vie, une vie qui n'a plus rien d'humain, de pitoyables épaves, alors on comprend que des moralistes et aussi des praticiens se posent la question de savoir s'il ne faut pas introduire en déontologie médicale le droit à la mort, c'est-à-dire essentiellement le droit à une fin qui sauvegarde la dignité et l'intégrité morale de la personne[9].»

L'expression de «droit à la mort» est certes ambiguë; comme le mot euthanasie, elle peut être employée dans les sens les plus divers. Elle est pourtant utilisée même par les instances suprêmes de l'Eglise catholique. «Il est aujourd'hui très important de protéger au moment de la mort la dignité de la personne humaine et la conception chrétienne de la vie contre une technicité qui risque de devenir abusive. Aussi certains en sont-ils venus à parler d'un "droit à la mort", expression qui ne désigne pas le droit de se donner ou de se faire donner la mort comme on le veut, mais le droit de mourir dans la dignité humaine et chrétienne, en toute sérénité[10].»

Il serait plus précis de parler d'un «droit du malade au respect de sa liberté et de sa dignité» lorsque la mort le menace. C'est un tel droit qui fut mis en valeur en France par les débats suscités par la proposition de loi déposée en 1978 par le sénateur H. Caillavet[11]. Il apparut alors clairement que le droit français reconnaît la totale liberté du patient de refuser des soins, s'il est lucide et responsable de lui-même. Quand le malade refuse ainsi des traitements que le médecin juge indispensables à la prolongation de la vie, il n'y a aucunement lieu de parler d'euthanasie. Ceux qui le soignent ne portent pas la responsabilité de l'abstention thérapeutique, car la décision ne leur appartient pas : ils n'ont simplement pas le droit d'agir contre la volonté de l'intéressé.

Quand le malade est devenu incapable de prendre lui-même une décision, ceux qui prennent soin de lui ne sont pas tenus, au regard du droit français et des règles éthiques communément admises désormais, à le soumettre à toutes les ressources de la médecine. Les assauts

9. A. N'Daw, *Biologie et devenir de l'homme*, p. 454.
10. Cf. Congrégation pour la Doctrine de la Foi, art. cit., p. 699.
11. Cf. chapitre 5.

répétés subis par trois chefs d'Etat, Franco, Boumedienne et Tito, ont clairement montré que certaines opiniâtretés médicales se révèlent *dérisoires et dénuées de sens*.

Dans chaque cas particulier, les décisions concrètes sont, certes, difficiles à prendre. A partir de quand serait-il disproportionné de recourir à telle technique médicale? De quels facteurs tenir compte? Qui peut prendre la décision, et comment?[12] Mais dans la plupart des cas où l'on se résout finalement à ne plus essayer de prolonger la vie, il n'y a pas lieu de parler d'euthanasie. Le décès du malade se produira peut-être un peu plus tôt que si certaines techniques médicales avaient été mises en œuvre. Mais le médecin *ne provoque pas* alors la mort; il s'abstient seulement de *retarder* une échéance proche et inéluctable et d'*imposer* des contraintes ou des souffrances devenues dénuées de sens parce que *disproportionnées* avec les bénéfices que pourraient en attendre le malade ou ceux qui décident en son nom.

Il s'agit alors de «garder raison et mesure» et de discerner *quels soins* sont adaptés à la situation du malade. Un examen attentif des besoins réels du malade montre que le devoir du médecin, en de tels cas, n'est plus d'essayer vainement de prolonger une vie qui va vers son dénouement, mais plutôt de veiller au confort du malade et de s'employer à calmer la souffrance.

Les soins palliatifs

Dans tous les débats actuels sur l'euthanasie, on parle beaucoup de la souffrance des malades incurables, et notamment des cancéreux. Sur ce point, il conviendrait de faire la part entre les mythes et la réalité. Bien des maladies ne sont pas, en elles-mêmes, sources de dou-

---

12. Cf. chapitre 3.

leur; bien des cancers ne sont pas douloureux; et l'on dispose désormais de multiples moyens pour lutter contre la souffrance.

Le premier consiste à continuer à agir contre la maladie; il ne s'agit pas alors nécessairement d'acharnement thérapeutique; mais un emploi judicieux de la chirurgie, des rayonnements, de la réanimation ou des médicaments permet, dans certains cas, en combattant les causes de la maladie, d'agir aussi sur sa conséquence, la douleur physique.

Quand aucune thérapeutique n'est plus efficace, restent toutes les méthodes qui agissent directement sur le phénomène de la douleur; elles sont nombreuses aujourd'hui, beaucoup plus qu'on ne le croit habituellement; par opposition aux actions médicales à but curatif, on les appelle désormais, de plus en plus souvent, «soins palliatifs». Grâce à la chirurgie, aux stimulations électriques, à l'injection d'analgésiques dans la moelle épinière ou à l'absorption de morphiniques par voie buccale, la douleur peut être prévenue chez beaucoup de malades en fin de vie, si en même temps on ne perturbe pas ces traitements antalgiques par des thérapeutiques à visée curative devenues inappropriées et si l'on réussit à établir une véritable communication avec ces patients[13].

Il semble bien, contrairement aux idées reçues, qu'un soulagement adéquat de la douleur ne raccourcit pas la vie[14]. Certes, certaines de ces méthodes présentent quelques *risques*. Mais l'apaisement de la souffrance, de son côté, permet au malade de mieux dormir et de recommencer à s'alimenter normalement; tel qui se laissait mourir, une fois soulagé, en vient à retrouver le désir de vivre... De toute façon, le malade incurable souffrant d'une douleur chronique intense est en droit de deman-

---

13. Cf. les chapitres précédents sur le traitement de la douleur.
14. Cf. l'article du Dr M. Salamagne, dans *Laennec*, printemps 1984.

der à être soulagé, fût-ce au prix de quelques *risques* pour sa vie[15].

On peut, à certains moments aigus de maladie, demander au malade de supporter sa souffrance sans en être soulagé, si vraiment telle est la condition d'une amélioration notable de son état. Mais la même attitude n'aurait aucun sens auprès de celui qui est devenu incurable et proche de sa mort. Le médecin a donc le droit – sinon le devoir – de prendre certains risques médicaux ou chirurgicaux raisonnables et proportionnés à l'intensité de la douleur. Si jamais la mort en est accélérée, elle n'en aura pas été pour autant recherchée délibérément. On ne peut donc, en un tel cas, parler d'euthanasie.

Il en va évidemment tout autrement si, sous couvert d'un soulagement de la souffrance, on accélère sciemment, délibérément et de façon significative le processus de la mort. Et c'est bien ce qui se passe lorsqu'on emploie à doses toxiques ce qu'on appelle en France les «cocktails lytiques»[16]. Ce sont d'ailleurs de telles pratiques qui sont désormais désignées par bon nombre d'infirmières par le terme d'euthanasie. A juste titre, d'ailleurs. Il faudrait, au minimum, parler d'euthanasie étalée dans le temps... Un temps qui, dans quelques services hospitaliers, devient de plus en plus court!

Provoquer la mort

Après avoir tout au long de ces pages écarté de la compréhension du terme euthanasie plusieurs attitudes médicales (s'abstenir de thérapeutiques jugées inappropriées à la situation du malade, prévenir la douleur en fin de vie en prenant certains risques...), nous venons de rencontrer certaines pratiques au sujet desquelles on

15. Cf. chapitre précédent.
16. *Ibidem*.

peut raisonnablement employer ce mot d'euthanasie. Il en est d'autres, encore plus nettes : par exemple, l'injection à dose mortelle, pour mettre fin à une vie douloureuse, d'un poison ou d'un médicament donné en surdose.

Mais tout notre effort a consisté à bien déterminer le champ d'application de ce terme. Car, nous l'avons vu, il est source de confusion. Employé hors de propos, il ne fait que susciter angoisse ou scrupules et perturber le jugement. Les problèmes posés par la médecine moderne sont complexes; pourquoi les compliquer encore par un vocabulaire ambigu?

On pourrait même se passer totalement de ce terme. Au lieu de se demander : «Peut-on pratiquer l'euthanasie?», on pourrait, plus simplement, poser la question : «Est-il légitime de donner la mort?» Et même, plus concrètement : «Telle ou telle pratique médicale est-elle juridiquement et éthiquement acceptable?»

En tout cas, il devient indispensable, à mon avis, d'éviter d'affubler ce terme d'une série d'épithètes. Le mot d'euthanasie ne convient pas par exemple, et beaucoup s'en rendent compte, pour qualifier la plupart des décisions d'abstention thérapeutique. Aussi, pour désigner une telle pratique, beaucoup emploient l'expression d'«euthanasie passive». L'épithète «passive» vient atténuer la rigueur du substantif. Mais celui-ci demeure quand même, avec son contenu de causalité et de responsabilité vis-à-vis de la mort du malade. L'expression vient donc, dans la plupart des cas, embrouiller la réflexion.

L'exercice de la responsabilité personnelle

L'effort de clarification entrepris, si nécessaire qu'il soit, ne peut évidemment prétendre classer dans des cases étanches tous les problèmes qui se posent aujourd'hui face à un grand malade pour lequel on craint une issue fatale. Tous ces problèmes forment un continuum. Multiples sont donc les *cas frontières*. J'ai essayé d'opérer des distinctions. Mais chacune des situations rencontrées reste particulière et requiert une décision qui peut être entourée d'incertitudes, au plan médical comme au plan moral. Il faut pourtant agir (ou décider de ne pas agir), en ne récusant pas le risque d'erreur. Telle est la condition humaine. Le but de la réflexion éthique est de réduire, au plan moral, cette marge d'incertitude, d'apporter un peu de clarté, de donner quelques repères. Mais elle ne dispense pas de l'exercice, par chacun, de son jugement, de sa liberté et de sa responsabilité personnelle et professionnelle.

11. Les soignants peuvent-ils donner la mort?

Les législations contemporaines

Depuis le début du 20e siècle, le législateur fut saisi, spécialement dans les pays anglo-saxons, de multiples projets de loi relatifs à l'euthanasie. En 1906, le Parlement de l'Ohio adopta en première lecture le texte suivant : «Toute personne atteinte d'une maladie incurable, accompagnée de grandes douleurs, peut demander la réunion d'une commission composée d'au moins quatre personnes, qui statuera sur l'opportunité de mettre fin à cette vie douloureuse.» Cette loi fut rejetée par la juridiction supérieure. Le code pénal russe de 1922 libérait de toute peine l'auteur d'un homicide par pitié s'il pouvait prouver avoir agi sur la demande de la victime. Une telle disposition ne resta en vigueur que quelques mois. En 1936, à Londres, la Ligue pour une Législation de l'Euthanasie Volontaire soutint le dépôt d'une proposition de loi reconnaissant le droit d'un adulte à demander la mort s'il est atteint d'une maladie mortelle et incurable accompagnée de douleurs sévères, à condition que la demande soit signée en présence de deux témoins et soumise à un Comité d'Euthanasie. La Chambre des lords rejeta ce projet. En 1947, le Parlement de l'Etat de New York repoussait une proposition analogue.

Les tentatives de légaliser l'euthanasie se heurtèrent ainsi à un refus du législateur. Si bien que l'on peut écrire qu'aux alentours de l'année 1980, «dans tous les pays, quel que soit le système de législation, l'homicide même réalisé par compassion et sur la demande de la victime est considéré comme une atteinte au droit[1].» (Il faut peut-être faire une exception pour l'Uruguay.) De nombreuses législations (en Suisse, Grèce, Danemark, Islande, Finlande, Autriche, Allemagne Fédérale, Pays-Bas) admettent une atténuation de la peine pour les cas de véritable euthanasie pratiquée à la demande du malade; les tribunaux font souvent preuve de clémence et vont jusqu'à prononcer l'acquittement. Mais l'euthanasie reste condamnée par la loi.

Les arguments des juristes, pour justifier ces législations plus ou moins sévèrement répressives, reposent d'abord sur l'ambiguïté des concepts de pitié et de consentement à l'euthanasie. Quels sont les véritables mobiles de celui qui donne la mort : répondre à une demande instante, ou ne plus souffrir soi-même de la vision de l'épreuve d'autrui? Et comment faire la distinction entre une véritable demande et l'acceptation passive de celui qui se sent à charge et subit peut-être de multiples pressions? Reconnaître légalement le droit à l'euthanasie peut donc conduire à de multiples *abus*. Plus fondamentalement, c'est *le ressort même de la société* qui est en jeu : une société qui reconnaît le droit à l'euthanasie volontaire, c'est-à-dire à l'assistance au suicide dans une situation de maladie incurable, ne risque-t-elle pas par le

---

1. *Encyclopedia of Bioethics*, W.T. Reich, The Free Press, New York, Collier Macmillan, Londres, 1978, p. 282.

fait même de renforcer les tendances mortifères de ses membres ?

La question éthique

Il ne suffit cependant pas, en une telle matière, de se référer à la *loi civile*. Car on peut se demander si les arguments apportés par les juristes tiennent encore de nos jours. Et, de toute façon, sont-ils suffisamment fondés pour s'imposer à la *conscience individuelle* ? Il est parfois pleinement légitime, au plan éthique, d'en appeler à la liberté et à la responsabilité personnelles et de transgresser la loi civile. Est-ce le cas, pour le sujet qui nous occupe ici ? L'amour d'autrui peut parfois conduire à braver l'ordre social, au risque d'être poursuivi en justice. En l'occurrence n'est-ce pas une preuve d'*amour* que d'éviter à autrui de souffrir, et un respect de sa liberté que lui apporter une assistance dans une mort qu'il désire mais n'a plus la force de se procurer lui-même ?

Ces questions, très fréquemment posées aujourd'hui, doivent être sérieusement abordées au niveau qui est le leur, c'est-à-dire éthique. Tout en voyant les limites d'une telle réflexion éthique. Celle-ci ne peut prétendre s'immiscer au cœur même de la décision d'une personne déterminée, ni porter un jugement définitif et absolu sur elle. Autrui est un mystère jamais totalement pénétrable. Seul Dieu, disent les croyants, peut « sonder les reins et les cœurs ». L'éthique n'en a pas moins des fonctions importantes : arracher à l'immédiateté de l'appréciation des situations, amener à prendre du recul par rapport à une affectivité plus ou moins impulsive, attirer l'attention sur les conséquences proches et lointaines de ses actes, proposer une hiérarchie des valeurs, réfléchir sur les voies d'un amour qui s'attache à la fois au bien de l'être aimé et au respect des autres.

Essayons donc d'opérer ce travail de distanciation et de voir comment se pose la question de l'euthanasie, tout spécialement chez les *professionnels de la santé* (une réflexion analogue serait nécessaire à l'intention des proches parents d'un malade incurable).

Prendre le malade au mot

Il faut d'abord se demander, évidemment : quel est le sens de la demande la plus profonde de celui qui appelle la mort de ses vœux? Voici ce qu'affirme un médecin qui a une longue expérience des soins donnés aux cancéreux : «Si un malade demande "l'euthanasie", c'est que quelqu'un lui a fait défaut et, dans beaucoup de cas, ce quelqu'un, c'est le médecin. Très souvent vous pouvez traduire la demande "faites-moi mourir" par "soulagez ma douleur et écoutez-moi". Si vous satisfaites à ces deux besoins, la demande ne sera d'habitude pas réitérée. Mais la douleur physique n'est pas toujours en cause. Le malade peut demander la mort parce qu'il se sent devenu inutile. Etes-vous convaincus que sa vie a encore une importance, un sens? En ce cas, vous pourrez souvent lui communiquer votre conviction et l'aider à trouver sa place dans la vie. Il reste que, quoi que vous fassiez, certains malades – peu nombreux – continueront à demander la mort. Leur donner la mort, nous ne pouvons le faire, mais nous essayons de leur rendre la vie plus supportable et de ne pas leur imposer de traitement inapproprié à leur situation; nous nous abstenons de faire des gestes inappropriés qui essaieraient de retenir cette vie qui demande à s'éteindre[2].»

Ainsi donc, donner la mort au malade qui le demande, ce n'est pas nécessairement respecter sa liberté; c'est

---

2. Propos entendus à St-Christopher's, dans *Laennec*, automne 1975, p. 9, et *Médecine de l'Homme*, octobre 1975, p. 21.

souvent «le prendre au mot»; c'est répondre par un acte mortifère à ce qui, dans bien des cas, est surtout *un cri d'appel.* Donner la mort dispense d'entendre cet appel; cela peut témoigner aussi d'une grande méconnaissance des différentes phases par lesquelles peut passer un malade «condamné», phases de révolte, de dépression, de désespoir[3]... Va-t-on bloquer le malade à l'intérieur de ces phases, ou bien, en le soulageant et restant présent à ses côtés, lui permettra-t-on de les dépasser? En hâtant sa mort, l'empêchera-t-on de parvenir à un stade d'apaisement, où le malade pourra nouer des relations privilégiées, qui peuvent être intenses, avec une ou plusieurs personnes de son entourage? Notre société tend à refuser d'accompagner le grand malade et à ne voir sur le visage de l'incurable que le masque effrayant de la mort; elle reconnaît difficilement que l'incurable n'est pas encore mort, qu'il vit, et que cette dernière phase de la vie peut être traversée, en ce moment où bien des masques tombent, par une expérience tout à fait nouvelle de la rencontre d'autrui, pour peu que cet autre accepte de rester là, proche, capable d'écouter, de comprendre, de signifier à travers son silence, ses paroles, ou des gestes même élémentaires, que celui qui s'en va n'est pas rejeté de la société des vivants[4].

Tous ceux qui ont accepté de vivre cette expérience d'accompagnement du grand malade peuvent témoigner que, dans beaucoup de cas, la dernière phase de la vie de celui qui était «condamné» n'a pas été dénuée de sens, et que celui qui avait demandé la mort en une phase de révolte était, quelques jours plus tard, si sa douleur physique était atténuée, rempli de profonde gratitude envers ceux qui lui permettaient de vivre, au plein sens du mot.

---

3. Cf. «*Les derniers instants de la vie*», d'E. Kübler-Ross, Labor et Fides, 1975.
4. Cf. le chapitre suivant : «Un mur à abattre».

En voici un exemple typique, tiré de *On dying well*[5] : il s'agit d'une femme de 47 ans, mariée, mère de trois enfants. Atteinte d'un cancer métastasé de l'intestin, elle a été traitée par la chirurgie et la radiothérapie. Plus rien n'a d'efficacité, elle s'affaiblit et se met à souffrir de sévères douleurs et de vomissements. Consciente de l'incurabilité de son mal, elle tombe dans le désespoir, se mure en elle-même, refuse de s'alimenter et tente, finalement, de mettre fin à ses jours. Sa famille se propose un moment de lui donner une dose mortelle de calmants, mais n'arrive pas à s'y résoudre. C'est à ce moment que la malade est prise en charge par une équipe de médecins et d'infirmières qui parviennent à vaincre la douleur et les vomissements, et lui offrent la possibilité d'exprimer sa crainte et de parler de ce qui la hante. Peu à peu elle retrouve une vie normale, qu'elle mènera pendant onze mois, avant d'être à nouveau admise dans un hôpital, où elle mourra paisiblement. Rétrospectivement, son mari pourra affirmer que, durant son dernier sursis, elle avait non seulement repris goût à la vie, mais aussi donné à ses enfants le temps et la possibilité de prendre conscience de sa fin proche; elle n'avait plus jamais demandé à mourir, mais, au contraire, répété plus d'une fois, avec une visible satisfaction : «Au moins, les enfants auront un an de plus.» Et ceux-ci – de fait – ne furent pas traumatisés par la mort de leur mère, au-delà de la peine profonde qu'ils ressentirent.

Cet exemple est significatif : à un moment donné, cette femme avait manifesté très clairement «qu'elle n'en pouvait plus». Sa famille se posa très sérieusement la question de lui offrir les moyens de réussir une nouvelle tentative de suicide; elle ne s'y résolut pas, mais aurait sans doute demandé au médecin de «mettre fin à cette situation intolérable», si une possibilité légale lui en avait

5. *Contribution anglicane au débat sur l'euthanasie,* Londres, 1975, p. 30.

été donnée. Toutes les conditions étaient apparemment réunies : incurabilité de la maladie, profonde souffrance, volonté de ne plus continuer à vivre dans ces conditions. Mais il a suffi de soulager la malade de sa souffrance et de l'aider à dépasser cette étape dépressive, pour qu'elle retrouve le désir de vivre. Lui donner la mort, en cette période de crise, non seulement l'aurait privée de onze mois de vie pleine de richesse, mais aurait, de plus, profondément perturbé sa famille et surtout ses enfants.

Cet exemple, qui pourrait être suivi de beaucoup d'autres, montre que le premier appel d'ordre éthique qui se fait entendre à travers ces demandes d'euthanasie porte sur *la réponse aux besoins fondamentaux* de celui qui en est venu à désirer mourir; pour l'aider à sortir d'une situation qu'il juge intolérable et lui redonner le goût de vivre. Et cet appel est lourd de nombreuses exigences : rester proche de celui qui est dans l'épreuve; supporter soi-même la souffrance qui naît d'une telle proximité; prendre conscience que donner la mort dans ces conditions, c'est se soulager soi-même autant que «délivrer» l'autre; transformer les institutions de soins de façon à ce que les personnes hébergées puissent y vivre aussi humainement que possible; organiser une formation telle que les professionnels de la santé parviennent à mieux soulager la douleur et les différentes détresses et à apporter un soutien aux familles... Individuellement et collectivement, il y a beaucoup à faire! Les revendications actuelles du droit de donner la mort risquent de nous *faire oublier ce devoir d'humanisation des conditions de la mort* dans notre société.

Le respect des autres malades

Les réflexions précédentes étaient centrées sur la personne même qui exprime son désir de mourir. A ne considérer qu'elle, on en viendrait cependant parfois à considérer que l'attitude la plus humaine consiste à donner la mort demandée.

En effet existent parfois – existeront peut-être toujours malgré tous les efforts d'humanisation – des cas tragiques de souffrance, d'angoisse ou de dégoût extrême de la vie, contre lesquels les soignants se trouvent démunis. Que faire alors? Certainement ne pas maintenir à tout prix une existence qui cherche à s'éteindre, s'abstenir de toute thérapeutique disproportionnée, respecter la liberté des personnes concernées de refuser des soins, recourir à l'ensemble des médications psychotropes ou antalgiques qui peuvent écrêter ces souffrances, en allant même, parfois, jusqu'à supprimer la conscience[6]. Mais il faut bien reconnaître que, dans de tels cas, quand la mort se produira, tout le monde dira : «C'est une délivrance, pour le patient, sa famille et les soignants.» Alors, pourquoi ne pas hâter l'heure de cette délivrance? Une telle question, beaucoup de soignants se la sont posée très sérieusement, au moins une fois ou l'autre dans leur existence professionnelle.

Certains disent : seules des motivations religieuses et la reconnaissance de Dieu comme seul maître de la vie et de la mort peuvent aider à vaincre ce vertige. Je ne le pense pas. Car cela voudrait dire que des non-croyants ne peuvent y résister; or ce n'est pas exact. Et, d'autre part, même si une foi profonde et une conception de la vie humaine enracinée dans la reconnaissance de Dieu donnent une grande intensité aux convictions éthiques, chaque croyant peut et doit essayer de rendre compte de ses convictions sur le plan humain du respect des droits et de la dignité de l'homme.

En fait – nous nous situons ici dans la perspective d'une éthique des professionnels de la santé – malgré son épreuve, tel malade qui veut mourir n'est pas seul à mériter l'attention des soignants. Ceux-ci ont à se demander

---

6. Cf. p. 132.

quelles seraient les conséquences de leurs actes individuels s'ils venaient à être pratiqués par l'exemple de ceux qui exercent la même profession. Que se passerait-il si les soignants se reconnaissaient le droit, même seulement dans des circonstances déterminées, de donner la mort à certaines personnes dont ils ont reçu la charge?

Comment réagiraient les vieillards, les grands malades, surtout ceux qui n'ont plus une entière lucidité? «Attentifs, irrationnels, impulsifs comme sont les patients, n'en arriveraient-ils pas à penser que, à n'importe quel moment, tel geste d'apparence thérapeutique, réalisé sur un de leurs compagnons d'hospitalisation, était en fait un geste visant à obtenir l'arrêt des fonctions vitales? Et Dieu sait si le malade est anxieux de ce qui arrive à son voisin[7]»... et lui arrivera à lui-même! Il y va de l'image sociale du soignant. Celui auquel on confie le soin de son corps est-il aussi celui qui donne la mort? Il ne suffirait pas de dire : «Evidemment, l'euthanasie ne sera pratiquée qu'en cas d'épreuve extrême et seulement si la personne le demande.» De telles précisions apportent des garanties au niveau rationnel; mais les choses se jouent beaucoup plus au niveau des représentations collectives plus ou moins inconscientes.

Quelle serait la pression sociale exercée sur un certain nombre de handicapés, de vieillards, de malades incurables, qui ont encore le désir de vivre, mais sont en même temps culpabilisés d'être «inutiles» et à la charge de leurs proches? Actuellement, beaucoup disent : «Je vous embarrasse; j'espère que le Bon Dieu va bientôt me rappeler à lui.» Le «Bon Dieu», lui, n'est pas toujours pressé, et cela permet à bien des vieillards de mener leur vie, grevée de tous les poids dus à l'âge, mais traversée par les joies propres à cette phase de la vie. Que les soi-

7. Dr L. René, dans *Le Concours Médical*, 10 avril 1976, p. 2348.

gnants soient reconnus comme pouvant donner la mort, ceux dont nous venons de parler se sentiront culpabilisés de ne pas demander à «bénéficier» de cette possibilité, dès qu'une maladie inquiétante se sera déclarée.

Enfin, quelles en seraient les répercussions sur les personnes qui, tout en ayant devant elles une assez longue espérance de vie, sont, en raison de douleurs persistantes, de handicaps ou de maladies psychiques, traversées par des tendances suicidaires, et qui, n'osant pas d'elles-mêmes passer à l'acte, recherchent une caution religieuse, morale ou médicale? J'ai rencontré de ces personnes qui, convaincues que certains professionnels de la santé répondent aux demandes d'euthanasie, cherchent désespérément le médecin qui leur accorderait miséricordieusement la délivrance. La conviction que l'interdit de l'homicide n'est pas respecté les empêche, m'a-t-il bien semblé, de faire face à leur épreuve et de trouver le désir et les moyens de vivre.

En posant toutes ces questions, je n'ai pas voulu rameuter des arguments pour défendre un principe aujourd'hui quelque peu contesté. Mais il m'apparaît de plus en plus clairement que l'interdit de la mort donnée – même par compassion – joue un rôle très profond dans toute société. (Notamment vis-à-vis des professionnels de la santé qui occupent une place spécifique : car ils ont reçu une délégation de pouvoir pour agir sur le corps d'autrui, qu'ils tiennent parfois à leur merci.) Le «Tu ne tueras pas» est vraiment le fondement d'une société qui essaye de respecter et d'aider à vivre ses malades, ses vieillards, ses handicapés, et ceux qui passent par une phase transitoire ou prolongée d'attrait pour la mort.

Tel est l'enjeu actuel des débats sur l'euthanasie. On voit apparaître des mouvements d'opinion en faveur d'une «mort douce» donnée de la main même des professionnels de la santé. Mais ces mouvements s'appuient sur une conception très *individualiste* de la liberté. Une telle philosophie triomphera-t-elle, ou continuerons-nous à prendre en considération les *conséquences sociales* qu'aurait la reconnaissance du droit de donner la mort ?

De nombreuses tâches

De la réflexion éthique entreprise ci-dessus on ne peut conclure, si on l'accepte, qu'au bien-fondé de la législation actuelle ; de son principe au moins. Car on peut se poser la question de son adaptation. L'euthanasie est purement et simplement rangée, en France, dans la catégorie d'homicide volontaire ; celui qui est poursuivi pour un tel motif est jugé comme un meurtrier. Le mobile de la « compassion » n'est pas pris en compte dans le texte même de la loi ; on comprend donc l'hésitation des jurés quand ils ont à prononcer un jugement. Dans sa formulation actuelle la loi est peut-être inapplicable.

D'autre part un article du Code pénal demanderait des explications. Trop de médecins se sentent tenus de façon unilatérale par le devoir « d'assistance à personne en danger ». Ce concept juridique devrait être mieux précisé, de façon à ce qu'il ne soit pas compris comme s'opposant au principe du devoir du médecin de recueillir le consentement du malade aux soins proposés : principe essentiel qui devrait être mieux mis en valeur, pour donner à la population certaines garanties contre la crainte d'une médecine intransigeante et de l'acharnement thérapeutique. C'est une telle crainte qui conduit un certain nombre de personnes, en bonne santé ou pas, à demander une reconnaissance juridique de la validité des « testaments de vie[8] » et même le droit pour les médecins de donner la mort.

Mais les tâches essentielles sont d'un autre ordre. Mal-

8. Cf. chapitre 5.

gré tous les efforts entrepris par les professionnels de la santé, il y a encore beaucoup à faire pour «adoucir» et rendre plus humaine la dernière phase de la vie et pour répondre aux besoins fondamentaux des personnes éprouvées par la maladie grave, un handicap sévère ou le grand âge[9]. Le vieillissement de la population notamment, dû aux progrès de la médecine et à la baisse du nombre des naissances, posera bientôt de graves problèmes. Notre société sera-t-elle prête à financer la création ou la modernisation des établissements d'hébergement ou d'hospitalisation des personnes très âgées et à supporter les frais de la rétribution d'un personnel en nombre suffisant, sans lequel aucune humanisation n'est possible?

Au niveau personnel, chacun de nous réussira-t-il à dépasser la désespérance qui consiste à penser qu'à partir d'un certain degré de maladie, de handicap ou d'invalidité, la vie ne vaut plus la peine d'être vécue? Réussira-t-il à vaincre ou du moins à mieux dominer la peur que suscite la relation avec celui qui passe par une lourde épreuve? Notre société prendra-t-elle cette voie, ou préférera-t-elle abandonner les grands malades à leur solitude, quitte à leur donner le droit de demander la mort?

9. Cf. les chapitres relatifs au traitement de la douleur et à l'accompagnement des mourants.

QUATRIÈME PARTIE

L'accompagnement des mourants

12. Un mur à abattre

Pour bien des êtres humains, la conscience d'être atteints d'une maladie grave qui conduira à la mort, ou, pour prendre une autre expression, le fait « d'entrer dans le mourir », représente l'une des crises les plus graves qu'ils auront eu à traverser. Quelle aide apporter alors ? Que dire ? Que faire ? Comment ne pas se sentir démuni, ne pas éprouver une réaction de peur et le désir de fuir ?

De l'angoisse de celui qui est engagé dans « le mourir » et de la peur qui peut étreindre ceux qui l'approchent, je prendrai comme seule illustration cette lettre adressée par une jeune élève-infirmière aux soignants du service où elle était hospitalisée : « J'ai encore à vivre entre un et six mois, un an peut-être, mais personne n'aime aborder ce sujet. Je me trouve donc en face d'un mur solide et désert qui est tout ce qui me reste. Je suis le symbole de votre peur, quelle qu'elle soit, de votre peur de ce que pourtant nous savons que nous devrons tous affronter un jour. Vous vous glissez dans ma chambre pour me porter mes médicaments, ou prendre ma tension, et vous vous éclipsez une fois votre tâche accomplie. Est-ce parce que je suis élève-infirmière ou simplement est-ce en tant qu'être humain que j'ai conscience de votre peur et sais que votre peur accroît la mienne? De quoi avez-vous donc peur? C'est moi qui meurs. Ne vous sauvez pas. Patientez. Tout ce que j'ai besoin de savoir, c'est qu'il y aura quelqu'un pour me tenir la main quand j'en aurai besoin. J'ai peur. Peut-être êtes-vous blasés sur la mort : pour moi c'est nouveau. Mourir, ça ne m'est encore jamais arrivé[1]. »

Ne nous méprenons pas sur la signification de ces lignes. Chacun meurt seul, comme il vit seul. Rien, pas même l'amour le plus profond, ne permet à l'être humain de surmonter cette solitude fondamentale. Celle-ci, il peut seulement, tout au long de sa vie active, se la cacher, l'oublier, en s'étourdissant grâce à toutes les tâches et les distractions que nous propose notre civilisation; ce qui aggrave son drame, à l'heure où, la vieillesse ou la maladie étant venue, il se retrouve brutalement face à lui-même, privé de tous les voiles qui lui cachaient la réalité. Surtout quand vient l'épreuve de la maladie qui mène à la mort; la perspective de tout perdre, d'être arraché à ceux qu'il aimait ou du moins connaissait; angoisse avivée par tout ce qui se produit de nouveau et d'inquiétant dans son propre corps : la perte de la capacité de se mouvoir, de s'alimenter lui-même, de contrôler ses sphincters, les parties du corps qui gonflent et durcissent, la fatigue mortelle... tout cela est nouveau, inconnu, inquiétant, précurseur de nouvelles épreuves, avec en plus peut-être la souffrance qui taraude... Face à l'inconnu, chacun se ressent seul, terriblement seul, mais du moins il aspire à ne pas être solitaire, abandonné de tous.

---

1. Cité par Elisabeth Kübler-Ross, dans «Rencontre avec les mourants», *Laennec*, hiver 1974, p. 10.

Protéger de la conscience de la mort

Puisque cette conscience d'une mort inéluctable peut susciter tant d'angoisse chez le patient et de difficultés de relation chez ceux qui l'entourent, on peut se demander s'il ne serait pas plus humain d'essayer d'en protéger les grands malades. Pour leur éviter une épreuve trop lourde, pour leur «garder le moral» et «préserver leur espoir».

C'est l'attitude la plus courante aujourd'hui. Une conspiration du silence ligue souvent la famille, les médecins et les autres soignants, pour empêcher le malade de se «douter de quelque chose». On fait alors allusion à une maladie relativement anodine, «infection», «hépatite»..., on tient des propos rassurants, on parle de sortie prochaine «en convalescence»; parfois on monte un «grand jeu» demandant la complicité de tous. Cela exige de rester constamment sur ses gardes, pour éviter de se contredire ou de tomber dans une question-piège de l'intéressé. «C'est ainsi que j'ai vu, dit un médecin, des femmes monter littéralement la garde auprès du lit de leur mari mourant pour qu'il ne puisse rien demander et que rien ne puisse être dit qui soit comme une ouverture. C'est ainsi que l'on voit des couples très unis durant toute leur vie, qui peuvent dans ces moments ultimes et très importants de leur existence n'échanger que des banalités. C'est ainsi que l'on voit des parents tenter en vain d'avoir une conversation qu'ils considèrent comme importante (parce que la dernière) avec des enfants qui se refusent à les suivre sur ce terrain[2]». Et certains médecins apprennent à leurs étudiants à éviter tout silence dans leurs conversations avec les malades et à se tenir près de la porte lorsqu'est posée la dernière question. «Ainsi, au moins, il ou elle ne se sera pas senti

2. Dr M. Abiven, «Laisser le malade venir à sa vérité», dans *Laennec*, hiver 1976-1977, p. 9.

mourir.» Tel est le soupir de soulagement qu'on formule souvent après le décès de quelqu'un.

Or, un certain nombre de professionnels de la santé affirment que dans la plupart des cas de maladies incurables à évolution lente et progressive, l'intéressé a conscience de sa mort prochaine. La première sans doute, le docteur Elisabeth-Kübler-Ross a interrogé systématiquement des centaines de grands malades. «Quand vous les écoutez vraiment, en a-t-elle conclu, non seulement ils vous communiquent la conscience qu'ils ont de leur mourir, mais beaucoup d'entre eux vous disent même quand ils vont mourir[3].» Une telle affirmation suscite souvent l'incrédulité : «C'est propre à l'Amérique, où l'attitude médicale diffère beaucoup de celle qui est adoptée en Europe et spécialement dans les pays latins.» – «Pas du tout, répliquent d'autres; c'est vrai aussi en France, à condition qu'on laisse le malade s'exprimer et que l'on sache écouter et entendre ce qu'il veut signifier, de façon plus ou moins voilée.»

Comment expliquer que des professionnels ayant une longue expérience des soins auprès de grands malades puissent parvenir à des conclusions si divergentes? Cela vient sans doute de l'ambivalence de tout homme face à la mort. Les grands malades présentent souvent une double face d'eux-mêmes; leur «savoir» de la mort est accompagné d'un certain déni ou de rêves relatifs à l'avenir. Le patient peut ainsi donner le change, involontairement; ou même volontairement, pour protéger les siens et ceux qui le soignent et leur épargner la révélation – dont il les juge incapables de supporter le poids – que lui aussi sait et n'est pas dupe du jeu mené autour de son lit.

«Comment sait-il? se demande un médecin qui a soigné des grands malades dans des conditions très variées. Comment devine-t-il qu'il est atteint d'une maladie grave? La séquence habituelle est en général stéréotypée.

---

3. Elisabeth Kübler-Ross, art. cit., p. 8.

Le malade entre à l'hôpital pour le diagnostic de symptômes divers, plus ou moins évocateurs de cancer, d'hémopathie, ou d'une autre maladie de mauvais pronostic. Au niveau relationnel, tout se passe plus ou moins normalement pendant la période des explorations préliminaires. Puis brutalement, il y a une rupture : le médecin connaît le diagnostic et le processus d'escamotage commence.

«Si le malade, surpris du brutal changement d'attitude du médecin, pose une question, il est souvent éconduit rapidement, ce qui redouble son angoisse car une part de lui sait déjà que sa maladie est menaçante. Mais une autre part de lui refuse d'abord l'évidence et se laisse convaincre par ces paroles rassurantes. Ceci conforte souvent les soignants dans leur certitude que donner un faux diagnostic est la bonne solution.

«La rupture va se répéter et s'aggraver avec le temps, à chaque question restée sans réponse, à chaque réponse évasive ou faussement rassurante. Il va finir par ne plus rien demander, justifiant plus encore l'attitude de non-sincérité de certains : "Il ne veut rien savoir, vous voyez, il ne pose plus de questions"[4].»

Tout parle

Le temps passant, la maladie s'aggravant avec ses symptômes de plus en plus révélateurs, l'amaigrissement, la fatigue, la douleur dans certains cas, le patient va de plus en plus être en proie aux soupçons, au doute, à l'incertitude génératrice d'anxiété et d'angoisse. «Cette angoisse, suivant les cas, est plus ou moins bien contrôlée. Elle entraîne seulement une certaine tension inté-

4. Dr Blandine Beth, *L'accompagnement du mourant en milieu institutionnel.* Thèse de doctorat en médecine, Pitié-Salpêtrière, 1984, p. 16 et 17.

rieure pour les uns, mais chez d'autres elle peut entraîner une sorte d'agitation se traduisant par les appels à l'infirmière, aux proches, la sollicitation de nouvelles investigations, de nouvelles consultations, de nouvelles thérapeutiques...[5].»

C'est dans ce contexte que toutes les anomalies du comportement des proches et des soignants peuvent, un jour ou l'autre, révéler au malade ce qu'il savait déjà, tout en le déniant ou sans oser se l'avouer. Et ces anomalies peuvent être nombreuses : le manque de naturel, les fausses spontanéités, le traitement arrêté sans explication, la visite du médecin de plus en plus courte ou même de plus en plus rare, les infirmiers qui n'entrent plus seuls dans la chambre, la famille anormalement enjouée, empressée, volubile, ou au contraire attristée ou distante... Sans parler des phrases entendues à travers une porte mal fermée!

«Un malade est amené un jour à dire à un médecin hospitalier qu'il se savait porteur d'une maladie mortelle. Plutôt que de nier, ce médecin lui demande comment il a été conduit à l'apprendre. "C'est très simple, lui répond-il; l'autre matin, vous étiez là à la visite et j'ai surpris le regard de deux infirmières qui m'ont regardé, puis se sont ensuite regardées... J'ai compris"[6].»

Tant il est vrai que ce n'est pas seulement la bouche de l'être humain qui parle; ses yeux, son attitude, son comportement, son corps peuvent apporter un démenti formel à des discours bien préparés à l'avance et prononcés avec une conviction qui elle-même peut devenir suspecte.

Notre propos, ici, n'est pas d'entrer dans le très difficile problème de l'information du patient et des différentes manières de lui parler de sa maladie. Ce sujet, à lui

5. Dr M. Abiven, art. cit., p. 9.
6. Dr M. Abiven, art. cit., p. 8.

seul, demanderait de longs développements[7]. Les réflexions précédentes ne représentent pas un plaidoyer pour la révélation faite avec brutalité et sans ménagement d'un diagnostic sévère, et encore moins d'un pronostic. Elles veulent seulement attirer l'attention sur la solitude dans laquelle on risque d'enfermer le malade si, théoriquement pour le protéger, on lui assigne un rôle : faire semblant de ne se douter de rien et donc ne rien dire de ses interrogations, de ses incertitudes... ou de ses certitudes. A celui qui, timidement, exprime sa conscience de l'aggravation du mal, on répond assez souvent : «Mais vous n'avez pas le droit de dire cela.» Cette interdiction est prononcée avec gentillesse, d'un ton encourageant et optimiste... Elle n'en reste pas moins une interdiction.

«Une telle attitude maintient le malade dans son angoisse, isolé de tous; *elle ne lui permet aucun échange vrai avec qui que ce soit.* En effet, à partir du moment où quelqu'un craint sa mort prochaine, ce sujet de préoccupation a bien des chances d'apparaître dans ses conversations d'une manière ou d'une autre. Comment en serait-il autrement? Et toute tentative d'ouverture dans ce sens risque d'être barrée, du fait de l'interlocuteur, par un refus de suivre le malade sur ce thème[8].»

Laisser le malade s'exprimer

Est-ce à dire que le malade désire parler de sa mort proche ou encore lointaine? Pas nécessairement, surtout si l'on prend le mot «parler» au sens strict de formuler un discours clair et brutal sur la réalité. La «nomina-

---

7. On pourra se référer à l'ensemble du numéro de *Laennec*, hiver 1976-1977 : «Le malade et la vérité», et au livre de B. Hoerni : *L'information des personnes malades*, Simep, 1982.
8. Dr M. Abiven, art. cit., p. 9.

tion», c'est-à-dire la désignation des choses dans les termes du langage objectif, froid, rationnel, fait souvent peur en un tel domaine, mais les registres de l'expression humaine sont variés. Les réalités importantes de la vie, qui touchent au plus profond l'affectivité de l'être humain, s'expriment d'habitude autrement, avec plus de pudeur, de façon plus atténuée, détournée ou «symbolique», mais en fait suffisamment claire pour qui cherche vraiment à entendre; pour cela, il est nécessaire d'être parvenu à une certaine liberté et de ne pas être paralysé par la peur d'entrer sur un tel terrain.

«Un petite fille de 8 ans se mourait dans notre hôpital de Chicago, raconte Elisabeth Kübler-Ross. Elle était sous une tente à oxygène et tard dans la nuit elle appela l'infirmière. Une jeune infirmière répondit à l'appel et vint lui demander ce qu'elle voulait. La petite fille la regarda et lui dit : “Qu'est-ce qui se passera si pendant que je suis sous cette tente à oxygène éclate un incendie?” Que répond l'infirmière lambda à ce genre de questions? Que répondre pour apporter le réconfort souhaité? On répond généralement : “Mais il n'y aura pas d'incendie; ne t'en fais pas, cela n'arrivera pas.” Ce genre de réponse revient à dire : “Ne te fais pas de souci au sujet de quelque chose d'affreux comme la mort parce que ça n'arrivera pas.” Comprenez-vous ce dont parle l'enfant? Comprenez-vous pourquoi j'ai dit qu'il fallait définir la peur de la mort comme la peur d'une force catastrophique contre laquelle nous ne pouvons rien? Quelle description plus parlante peut-on donner d'une force catastrophique qui va vous détruire et contre laquelle vous ne pouvez rien faire que d'évoquer cette situation, être emprisonnée dans une tente à oxygène au moment où se déclenche un incendie[9]?»

Mais l'infirmière n'était pas prête à entendre un tel

---

9. E. Kübler-Ross, art. cit., p. 8.

langage. Elle répondit : "Ne te fais pas de souci, personne ne fume ici." Et elle sortit de la chambre.

Les écrits d'Elisabeth Kübler-Ross ont aidé nombre de soignants à devenir attentifs à ce langage symbolique du grand malade. Et ils ont découvert, eux aussi, que de nombreux patients expriment ainsi leur angoisse, leur peur d'un avenir menaçant ou leur conscience sereine d'une mort qui approche. Tel ce malade, faisant se hâter l'infirmière venue le soigner à domicile un soir d'hiver, et lui disant : «Dépêchez-vous, tirez les rideaux; c'est affreux ce trou noir de la fenêtre»; ou cette religieuse, déjà fort affaiblie, osant enfin formuler l'envie qu'elle avait depuis un certain temps «de la belle robe de chambre rouge conservée dans le vestiaire de la communauté», mais disant le surlendemain : «Vous pouvez la remporter; je ne voudrais pas la salir; elle sera plus utile à d'autres.»

Communiquer

S'il est important alors d'«entendre» – bien souvent on ne le fait «qu'après-coup» – c'est pour permettre d'établir une communication avec le malade, au niveau que lui-même a choisi.

L'infirmière évoquée plus haut par Elisabeth Kübler-Ross se rendit compte qu'elle n'avait pas réussi à communiquer avec la petite fille sous tente à oxygène. Elle téléphona alors à la surveillante du service, qui arriva sur-le-champ. «Elle entra dans la chambre de l'enfant et lui demanda ce qu'elle avait dit au sujet de la tente à oxygène. La fillette comprit ce qui arrivait et répéta sa question. La surveillante ouvrit la fermeture-éclair de la tente, glissa ses bras sous l'oreiller de l'enfant et la souleva, puis demanda : "Est-ce que ça aide?" Comprenez-vous ce qu'elle est en train de faire là? Elle n'emploie pas le mot mort, mais elle parle le langage de la malade. L'enfant comprit que cette infirmière l'aidait effectivement et, au lieu d'essayer de se défiler, s'était rapprochée d'elle jusqu'à la toucher.» Et alors, mais cela n'arrive pas toujours, la fillette se mit à parler en langage clair de sa mort. «L'enfant se sentit bien et put mourir paisiblement.»

C'est la simplicité de cette relation que notre civilisation a à réapprendre – simplicité ne veut d'ailleurs pas dire facilité! Souvent nous nous mettons martel en tête et nous demandons que dire. Il suffirait parfois de rester là, et de signifier par un silence compréhensif et ouvert, par la pression de la main ou en épongeant le front, qu'on a entendu. Les récits de malades montrent combien ils sont reconnaissants à ceux qui laissent s'engager une telle relation. Il y a des manières de faire une toilette qui sont une vraie parole; des regards attentifs mais non apitoyés rendent courage. Des soignants prolongent délibérément certains actes pour rester en relation, tout en prenant appui eux-mêmes sur une technique qu'ils maîtrisent bien. Et ainsi est réalisée une présence, qui ne demande pas nécessairement beaucoup de paroles au soignant ou à l'accompagnant. «Quelles que soient les méthodes employées, dit une anesthésiste qui pratique aussi l'acupuncture, pendant les 15 ou 30 minutes où nous sommes ensemble, le malade parle, pleure; il dit quelque chose qu'il n'a pas encore dit[10].»

Des aumôniers d'hôpitaux ont découvert spontanément cette communication au niveau symbolique. Certains essayent de pressentir les sentiments du malade pour lui lire, s'il est croyant, les psaumes exprimant la prière d'hommes passés par la même expérience. Ce faisant, ils signifient au patient qu'ils ont un peu compris son épreuve, et ils l'aident à la vivre en relation avec Dieu, fût-ce sous la forme de la révolte. Même dans celle-ci, l'homme a besoin d'être compris et accompagné. «La prière peut contribuer à surmonter l'impuissance devant

10. Dr E. Pichard, dans *Praticiens et 3e Age*, juin 1984, p. 211.

le mystère de la mort, dans la mesure où l'assistant accompagne le mourant par la prière, même dans son ressentiment, sa révolte, son désespoir. Les psaumes nous offrent de nombreux exemples de la manière dont un croyant exprime ses sentiments et ses espoirs, ses déceptions et sa détresse devant Dieu. Il est essentiel que l'assistant perçoive ce qui oppresse le malade et le formule dans une prière devant Dieu. Sinon le malade risque de se sentir incompris et de ne pouvoir prier, au point qu'il traverse les dernières étapes de sa vie sans le secours de la foi[11].»

Vivre-avec

L'essentiel, le plus souvent, même vis-à-vis des croyants qui espèrent en une résurrection future, n'est donc pas d'«annoncer la mort», ni même de «préparer à la mort» si une telle expression désigne un certain manque d'intérêt pour ce que vit l'intéressé ici et maintenant. Les sacrements, qui tiennent une si grande place dans l'existence chrétienne, peuvent être conçus et administrés comme «un appel à comprendre en profondeur et à surmonter toutes les situations de la vie à partir de la foi»[12], comme l'assurance donnée au croyant que malgré les apparences il n'est pas, en ce moment même, abandonné de Dieu ni rejeté par lui.

Il s'agit surtout d'apporter un soutien à quelqu'un qui traverse une étape difficile de son existence, de l'aider à sortir de la solitude dans laquelle sa souffrance l'a peut-être enfermé, de lui offrir la possibilité de rester en relation – avec ses proches, ses soignants, Dieu lui-même – et

11. Conférence épiscopale allemande, «Mort digne de l'homme et mort chrétienne», dans *Documentation catholique*, 20 mai 1979, p. 478-479.
12. *Ibidem*, p. 479.

de lui permettre ainsi de parvenir à ce qui est finalement l'essentiel de la vie humaine : un «vivre-avec» qui, en ce moment où bien des protections tombent, peut atteindre une particulièrement grande densité.

L'expérience montre que l'angoisse, lorsqu'une telle relation lui permet de s'exprimer, devient moins lourde à porter, et que la présence humaine évoquée ci-dessus permet à bien des malades d'évoluer[13] et de parvenir à une réelle acceptation de leur état, parfois même à une véritable sérénité. Certains se réconcilient avec leurs proches après des années de mésentente ou de séparation; d'autres prennent congé de ceux qu'ils aiment, dans la tristesse et les larmes, mais non sans un certain bonheur d'être entourés et de parvenir – peut-être pour la première fois – à une communication d'une grande profondeur. D'autres dépassent un sentiment d'échec et de culpabilité et découvrent à leur vie passée un sens qu'ils n'avaient pas perçu jusqu'alors; certains opèrent une véritable démarche spirituelle. Les derniers jours de la vie (du moins de la vie consciente, car la mort peut être précédée d'une période plus ou moins longue de coma) peuvent ainsi représenter pour certains malades une période importante de leur existence. Et la famille, si elle réussit à accompagner jusqu'au terme de son chemin le parent qui s'en va, vit aussi une période d'une assez grande intensité, et pourra ensuite faire son travail de deuil avec moins de culpabilité.

L'équilibre, ici, est difficile à trouver. La dénégation de la mort, nous l'avons vu, enferme le plus souvent le malade derrière un mur de silence. Mais il ne s'agit pas non plus de réduire la personne à l'état de mourant. *Elle vit* une phase de son existence, la dernière certes, mais pourquoi n'apercevoir sur son visage que le masque de la mort? Elle a encore sa personnalité, liée à son histoire, ses désirs, sa souffrance, ses espoirs : ces derniers peu-

13. Cf. le chapitre suivant.

vent n'être que des rêves illusoires, mais pas nécessairement tous. Ainsi certains malades réussissent à «tenir» jusqu'à l'accomplissement d'un de leurs vœux : revoir un enfant parti à l'étranger ou ayant rompu ses liens, jusque-là, avec sa famille; assister à un mariage ou voir le dernier petit-fils ou arrière-petit-enfant... D'autres ont leurs craintes et leurs soucis. Ainsi, une malade essayait d'entrer en relation avec son médecin : «Docteur, c'est terrible, vous ne pouvez pas savoir!» Blême, ce médecin réussit à trouver la force de s'asseoir; il s'attendait à un échange portant sur la mort. Mais la malade de dire : «Déjà, mon mari boit; que deviendra-t-il quand je ne serai plus là[14]?» Ce n'était pas seulement «une mourante», mais aussi une épouse. Cela, le médecin l'avait oublié.

Toutes les réflexions précédentes sont orientées vers l'aide apportée au grand malade de telle façon qu'il puisse «vivre». Mais vivre sa vie! L'expression de «vivre sa mort», elle, est peut-être empreinte de trop de romantisme. L'être humain «vit-il l'*instant* de sa mort?» Comment le savoir? Certains, parvenus tout près des portes de la mort, en sont revenus avec des récits surprenants. Mais d'autres, passés à travers les mêmes chocs, traumatismes ou maladies très graves, n'en ont gardé aucun souvenir. De toute façon, ceux qui sont revenus nous raconter leur expérience, puisqu'ils ont pu le faire, n'avaient pas été jusqu'au bout de l'expérience de la mort! Il nous faut donc renoncer à tout savoir en ce domaine! Il nous suffit à nous tous, accompagnants, proches parents, soignants de grands malades, d'essayer d'aider ceux-ci à vivre leurs dernières semaines ou leurs derniers mois de façon aussi supportable, aussi humaine, aussi vraie que possible; en espérant que d'autres, l'heure venue, feront de même pour nous.

---

14. Cité par Dr Berger et F. Hortala, dans *Mourir à l'hôpital*, le Centurion, collection Infirmières d'aujourd'hui.

La souffrance des soignants et des familles

Ce qui précède n'est pas facile à réaliser; et c'est d'ailleurs pour cela qu'un «mur de silence» est souvent interposé entre le grand malade et ceux qui l'approchent. La maladie qui conduit à la mort peut en effet susciter une souffrance profonde et un désarroi non seulement chez les proches du patient, mais aussi chez ceux qui le soignent. La famille peut passer par les émotions les plus diverses : choc suscitant la dénégation, sentiment d'intolérable injustice, révolte, agressivité, culpabilité, détresse profonde[15]. Les soignants, même s'ils ont la sagesse de garder une saine attitude de professionnels et d'essayer d'éviter de s'identifier au mourant ou de le traiter comme l'un de leurs proches, s'attachent d'habitude à leurs patients; à leur décès, ils ont à opérer un difficile «travail de deuil». La mort, d'autre part, est plus ou moins ressentie par eux comme l'échec d'une profession dans laquelle ils s'investissent beaucoup; échec d'autant plus difficilement supporté par ceux qui ont eu la responsabilité du traitement. Et de toute façon, le spectacle de la dégradation du corps humain due à la maladie, et de la mort, a de douloureuses répercussions sur tout être humain. «La mort, on ne s'y habitue jamais», disent la plupart des soignants; «elle est ressentie comme une agression», disent certains psychologues médicaux.

Les professionnels de la santé sont même parfois placés dans des situations à proprement parler inhumaines; comment pourraient-ils alors aider les malades? Le caractère inhumain de ces situations provient, d'habitude, d'une conjonction de plusieurs facteurs. Certains services hospitaliers, accueillant principalement de grands malades ou des personnes très âgées, sont constamment affrontés au problème de la mort. Lorsque

15. Cf. Dr Anne du Pontavice, «La relation avec celui qui meurt», dans *Laennec*, printemps 1984, p. 18.

l'institution est adaptée à l'accumulation de cas difficiles et qu'existe un climat de véritable communication, comme cela apparaît réalisé dans les «Hospices» anglais[16] et des maisons médicales un peu analogues en France, les soignants peuvent sans doute faire face à la répétition d'événements douloureux pour eux-mêmes; ils retirent même des gratifications d'une œuvre dont ils vérifient l'importance et la richesse humaine. Mais lorsque manquent ce climat de communication et les moyens matériels et humains indispensables, ces institutions deviennent un univers écrasant de misère physique et morale.

Heureusement, un réel effort d'humanisation des institutions hospitalières a été réalisé en France. L'état matériel des locaux d'hébergement a été grandement amélioré. Mais cela ne suffit pas. L'affrontement répété à la mort n'est pas possible sans l'établissement d'une profonde *solidarité*. Chacun a besoin d'être soutenu par d'autres et de pouvoir exprimer ses difficultés ou son angoisse; celle-ci ne peut être supportée que si elle est partagée. Et d'autre part, en raison d'événements de leur vie personnelle ou familiale, des soignants ne peuvent pas, à certains moments, approcher telle ou telle catégorie de malades; ils ont besoin d'être relayés par d'autres. Sans parler des périodes indispensables de repos et de détente.

Ces difficultés ne devraient pas conduire à la conclusion que l'aide à celui qui meurt est trop lourde à supporter et que les professionnels n'ont d'autres ressources que de se retrancher derrière un agir technique. Car, d'une part, ce serait renoncer à l'humanisation de la dernière phase de la vie; et, d'autre part, de multiples réalisations montrent qu'en abordant de front les problèmes posés, il est possible de répondre aux besoins fondamentaux des grands malades. Mais, dans notre société, cha-

---

16. Cf. chapitre 7.

cun devrait prendre conscience de ces difficultés et en porter lui-même une part de la charge. Familles, amis, bénévoles, visiteurs d'hôpitaux, membres des équipes d'aumônerie, tous ont à se demander ce qu'il peuvent faire. Cela restera limité, mais peut être d'une grande aide pour celui qui est dans l'épreuve.

«Je me souviens, dit un médecin de Saint-Christopher's Hospice, des paroles d'un malade à ceux qui le soignaient : "Merci d'avoir l'air d'essayer de comprendre." Je n'ai pas oublié cette phrase. Le malade n'est pas très exigeant. Il ne dit pas : "Merci de comprendre", ni même : "Je vous remercie d'essayer de comprendre", seulement : "Merci d'en avoir l'air." Très souvent, c'est tout ce qu'il demande. Mais même cela *exige du temps.* Et lorsque nous ne disposons pas de ce temps, pour nous aussi, c'est une souffrance (...) Tout ne sera jamais parfaitement réalisé. Même à Saint-Christopher's qui existe maintenant depuis plus de quinze ans, tout n'est pas parfait, loin de là, mais l'important n'est pas de parvenir à l'idéal, mais de commencer à progresser[17].»

17. Dr Thérèse Vanier, «Souffrance multiforme», dans *Laennec*, printemps 1984, p. 10.

13. Les chemins de l'accompagnement

L'expression «accompagnement des grands malades et des mourants» est sans doute née dans des milieux religieux; pour ma part je l'ai entendue pour la première fois dans des cercles protestants. Elle n'en fait pas moins partie désormais du vocabulaire des institutions de soins; témoins en sont les sessions de formation, les mémoires de cadres-infirmiers et les thèses de doctorat en médecine consacrés à ce sujet.

Le mot «accompagner», de lui-même, indique une attitude, une conception du soin et de la relation avec le grand malade. Accompagner quelqu'un, ce n'est pas le précéder, lui indiquer la route, lui imposer un itinéraire, ni même connaître la direction qu'il va prendre; mais c'est marcher à ses côtés en le laissant libre de choisir son chemin et le rythme de son pas.

Le travail de dessaisissement

Au cours de cette marche qui peut être longue, hésitante, marquée par bien des détours, des regimbements, des stationnements sur place et des retours en arrière, le grand malade qui entre dans son mourir a un dur travail à accomplir : se dessaisir de ce à quoi il s'est attaché tout au long de sa vie, ou pour prendre un terme plus psychanalytique, en faire le deuil. A sa naissance, l'être humain est poussé par ses parents à s'investir dans la vie, à nouer des relations, et cela dès les premières heures. Il est appelé à vivre, par leur voix, leurs regards, leurs embrassements. Dans quelques cas, malheureusement, cet appel n'est pas entendu, et c'est fort grave pour l'enfant. L'éducation est un apprentissage de la maîtrise de soi, mais plus encore aide à la création d'intérêts, de goûts, de désirs, de volonté de s'affirmer dans l'action et la relation, d'amour d'autrui et de soi-même.

Pour vivre en vérité, l'homme doit accepter de multiples arrachements, rompre des attaches, mais toujours pour investir son affectivité et son énergie ailleurs. Même au temps de la vieillesse, où il lui faut renoncer aux activités professionnelles et aux relations qui leur sont liées, il lui est bon de trouver de nouveaux centres d'intérêt; sinon se produiront de graves atteintes à son estime de soi et à son désir de vivre.

Vient cependant un moment où l'être humain découvre qu'il lui faut désormais faire le travail exactement inverse et, après avoir déjà renoncé à beaucoup de choses, aller encore plus loin dans le dessaisissement. Un document filmé, «Vivre au jour le jour», tourné dans l'Unité de soins palliatifs de Montréal, illustre cela de façon sobre et poignante : une jeune femme, atteinte d'une récidive de cancer, reçoit dans sa chambre d'hôpital son mari et ses trois enfants. Elle doit desserrer les bras pour laisser s'échapper sa fillette la plus jeune élevée depuis quelque temps par le mari, seul à la maison... Même sa fonction de mère lui est retirée.

Les multiples pertes

Un tel travail de dessaisissement a parfois été préparé tout au long de la vieillesse. Quand celle-ci s'allonge, que les amis disparaissent les uns après les autres, que les handicaps s'accumulent, mais que les enfants et petits-enfants restent présents pour aider à supporter toutes ces pertes, alors certaines personnes disent calmement «avoir fait leur temps». Assez souvent, une telle attitude est facilitée par une foi religieuse simple et robuste. Les derniers instants peuvent être calmes et paisibles. D'autre part, certaines maladies, très graves aux yeux du médecin, peuvent ne pas avoir de lourd retentissement sur le «corps vécu» de la personne, et donc ne pas susciter une angoisse très forte; c'est le cas pour certaines formes d'hypertension ou de maladies cardio-vasculaires. Et le décès se produira parfois très brutalement.

Telles sont sans doute les deux images de la «bonne mort» répandues dans les sociétés modernes : celle de l'aïeule qui «s'éteint» paisiblement et celle de l'homme foudroyé presque avant d'avoir eu le temps de s'en rendre compte.

Par contre, et c'est peut-être lié en partie au développement de la médecine, d'autres formes du mourir affectent beaucoup plus profondément le corps et le psychisme de la personne : longtemps à l'avance, des traitements médicaux ou chirurgicaux ont annoncé une grave menace et ont pu l'écarter durant un certain temps en laissant espérer la guérison; mais, lorsque celle-ci ne se confirme pas, le moment de la rechute vient réactiver toute l'angoisse de la première phase de la maladie. La personne peut alors faire l'expérience d'un lent dépérissement. Ou bien, c'est le vieillissement avec son cortège de pertes multiples qui contraint à quitter le cadre familier du domicile et à accepter désormais une vie «institutionnalisée» en maison de cure ou en service hospitalier de long séjour, avec ce que cela implique comme séparation d'avec la famille et renoncement à l'indépendance.

Parmi les pertes qui peuvent alors s'accumuler, certaines touchent à l'autonomie même de la personne; il lui devient indispensable de faire appel à autrui pour tous les gestes élémentaires de la vie quotidienne : se laver, se nourrir, éliminer, se déplacer ou même seulement changer de position dans le lit. La personne perd alors la maîtrise de son propre corps, ce qui est souvent ressenti comme une atteinte à la dignité et une altération profonde de l'image de soi offerte au regard d'autrui. La douleur peut venir en plus rappeler constamment le caractère implacable d'un destin auquel on ne peut échapper. «Le malade se voit alors contraint de s'engager dans une obscure discussion où le partenaire qu'est le corps, jusqu'ici soumis ou docile, refuse maintenant d'obéir et prétend imposer sa loi par la fatigue, la fièvre, l'engourdissement, la paralysie ou la souffrance. Le corps se désolidarise, il met en échec l'unité de la personne. Le malade ressent une humiliation qui lui vient de son corps, et il a la tentation de le considérer comme un obstacle, comme un objet... La maladie détermine une déchirure, une division de soi d'avec soi et elle peut entraîner une brouille avec soi-même[1].»

Tout cela peut faire surgir dans le psychisme anxiété, angoisse, écoute attentive des moindres signes d'amélioration ou d'aggravation; et cette centration sur soi sépare d'autrui. Je me souviens d'un religieux qui «s'était oublié» toute sa vie, qui ne s'était «jamais écouté» et qui, atteint d'un cancer du rachis et paralysé, ne me parlait

1. Ph. Deschamps, «Besoins psychologiques et spirituels du malade de longue durée; dans *La néphrologie, Centre chrétien des Professions de Santé,* 1971.

que de sa diarrhée. Et pour cause! Quelle épreuve que d'avoir la diarrhée quand on est paralysé de tout le bas du corps, qu'on n'a plus le contrôle de ses sphincters et qu'on est entièrement dépendant du personnel soignant!

A moins d'avoir une conception dualiste de l'homme, celle d'un corps et d'un esprit totalement séparés, étrangers l'un à l'autre, comment ne pas reconnaître que c'est *l'homme tout entier qui est affecté par cette déchirure.* L'équilibre somatique – psychique – spirituel s'étant rompu, ce qui donnait sens à cet équilibre, ce qui en était le sommet, peut être lui aussi profondément bouleversé. Les mots qui exprimaient les convictions les plus profondes peuvent être brutalement frappés de *non-sens.* Ou, pour reprendre les termes de la prieure d'un Carmel, il arrive que, dans l'épreuve, «les mots perdent leur sens et que le futur ne soit plus un temps ayant une valeur d'indicatif[2].» Et cela se produit chez un malade précisément au moment où, pour la première fois de sa vie peut-être, il est affronté à la question existentielle fondamentale : A quoi sert-il de vivre, si c'est pour mourir? Car nous pensons savoir que nous sommes mortels. Mais nous ne le savons que de manière abstraite; la maladie grave nous situe devant la mort de façon entièrement nouvelle. Et tel est peut-être le plus tragique de la maladie léthale, celle qui conduit à la mort : *être affronté aux interrogations les plus graves précisément au moment où notre édifice intellectuel et spirituel est remis en cause.* Alors surgissent chez beaucoup de malades de douloureux sentiments d'absurdité, d'injustice totale, de culpabilité ou d'échec global de la vie.

L'atteinte du corps peut ainsi faire surgir de multiples réactions psychiques et une véritable *souffrance spirituelle*, aussi bien chez ceux qui adhèrent à une foi religieuse que chez ceux qui se disent incroyants. «Comment est-ce possible d'en arriver à une telle déchéance,

---

2. Catherine Baker, *Les contemplatives*, Paris, Ed. Stock, p. 130.

se demandait une femme gravement malade dont toutes les articulations étaient bloquées par une polyarthrite ankylosante. Quelle image de moi je laisse à mes enfants? La souffrance physique, à la rigueur, serait supportable mais la souffrance morale? Et puis, nos deux filles élevées chrétiennement sont passées à l'athéisme. Aucun de nos cinq petits-enfants n'est baptisé. Toute ma vie n'est qu'un échec. Je me sens rejetée de Dieu[3].»

Un cheminement

Affrontée à toutes ces pertes et à ces souffrances multiples, corporelles, psychiques, spirituelles, la personne malade peut réagir de bien des manières; mais aussi évoluer à travers le temps. L'accompagnement consiste à apporter une aide discrète à chacun de ces stades d'évolution, de manière à ce que la personne ne soit pas abandonnée dans la solitude ni plongée dans le désespoir, mais au contraire rejointe à travers ses expériences douloureuses, et entendue dans les appels qu'elle lance à autrui; *appels qu'il s'agit de déchiffrer*, car ils sont souvent exprimés de manière paradoxale.

Après avoir écouté des centaines de grands malades, Elisabeth Kübler-Ross[4] a décrit leur évolution de manière systématique; ses écrits présentent le danger de faire croire qu'on peut prévoir le chemin que suivra chaque personne, ce qui serait illusoire; mais du moins attirent-ils l'attention sur des attitudes fréquemment rencontrées et aident-ils à en décrypter la signification. Signalons-en quelques-unes.

---

3. Dans *Accompagner les malades*, brochure du Centre Jean-Bart, Paris, collection Pistes.
4. E. Kübler-Ross, *Les derniers instants de la vie*, Labor et Fides, Genève, 1975.

La dénégation

Au début, consciente en partie de la gravité de son mal, la personne, par un autre côté d'elle-même, commence par la refuser. Elle accuse le médecin de se tromper, de faire preuve d'incompétence; elle réclame d'autres examens ou va consulter ailleurs; elle se lance avec fébrilité dans des activités nouvelles; ou tout simplement donne l'impression de ne rien entendre, de ne rien comprendre de qui est dit et fait. Il importe alors, pour l'accompagnant, de ne pas se méprendre et d'être attentif à l'angoisse qui se dissimule souvent derrière cette agitation ou cette surdité.

La colère

A un certain moment, ne pouvant plus s'en tenir à ce déni de la réalité, des malades réagissent avec beaucoup d'agressivité contre leur sort. Car, pour la plupart des humains, la maladie grave représente une injustice : «Pourquoi moi? "Moi qui ai mené une vie d'épouse exemplaire" – "Moi qui ai été une si bonne mère" – "Moi qui ai mené une vie saine, sans fumer ni boire"[5]». Certains croyants passent par une phase de révolte contre un Dieu qu'ils ont fidèlement servi pendant des années et qui, désormais, les abandonne. «Comment ne pas blasphémer quand ce Dieu qu'on nous a enseigné tout-puissant apparaît, tout à coup, sourd, muet, impuissant,... inexistant, au moment même où, plus que jamais, on éprouve le besoin de son aide?[6].»

Mais ni «le sort», ni Dieu ne se laissent saisir. La

5. Dr Blandine Beth, *L'accompagnement du malade mourant en milieu institutionnel,* p. 47.
6. Philippe Deschamps, «Un prêtre devant la souffrance des autres», dans *Médecine de l'Homme*, février 1973.

colère peut alors se retourner contre n'importe qui, contre la famille, contre les soignants, et spécialement contre ceux qui apparaissent les moins «dangereux», les plus accessibles, les plus proches. «Cette révolte du malade peut se traduire par de violentes manifestations d'agressivité, de jalousie, de colère, de révolte et de plaintes. De telles manifestations ne portent pas d'ailleurs obligatoirement sur sa propre maladie ou sa propre agonie. Des circonstances en apparence anodines peuvent provoquer l'explosion de ces sentiments. Il est important que l'entourage du mourant se rende compte que de telles manifestations ne s'adressent pas à lui, que des expressions négatives de sensibilité au cours de cette phase ne sont pas le signe d'un mauvais caractère, condamnable d'un point de vue moral. Bien au contraire, il est nécessaire que les mourants traversent cette étape négative de manière à pouvoir déboucher ensuite sur une confrontation et une acceptation de la mort. Plus l'assistant est en mesure de comprendre et d'assumer la violence de ces expressions, plus il aide le mourant à se libérer du refus de devoir mourir, et plus le mourant devient capable de renoncer aux sentiments et aux expériences qui, au cours de cette phase, jaillissent de lui sans qu'il s'en rende compte[7].»

La forme la plus difficilement supportable de cette colère est sans doute celle du mutisme et du refus de toute communication. «Il y a deux mois, racontait dans une session une infirmière, mourait dans une résidence de personnes âgées Mlle X. Dès mon arrivée, elle fut pour moi une énigme; elle refusait tout dialogue. Seule parole : "Je n'ai pas l'honneur de vous connaître, allez-vous-en." Son caractère était très difficile. Elle avait rompu avec sa famille et exigeait de prendre ses repas dans sa chambre, rabrouant voisins et personnel.»

---

7. Conférence épiscopale allemande, «Mort digne de l'homme et mort chrétienne», *Documentation catholique*, 20 mai 1979, p. 475.

En de tels cas, comment ne pas être tenté de répondre à la demande apparente de la personne, et de l'abandonner à sa solitude? Elisabeth Kübler-Ross raconte qu'elle-même se demandait «pourquoi diable perdre ainsi un temps précieux», alors que tant d'autres malades se réjouissaient de ses visites. Mais précisément, pour faire éclater le «cercle vicieux de la solitude[8]» qui s'est établi, beaucoup de patience, de délicatesse, de compréhension, d'empathie sont nécessaires : «Vous comprenez pourquoi ces malades sont en colère? Leur colère ne vous vise pas en particulier, mais vous représentez ce qu'ils sont en train de perdre (la santé, la possibilité de retourner chez soi...). A leur place, vous seriez en colère tout comme eux. Si donc vous voulez vraiment les aider, apprenez à ne pas vous croire insulté, mais à vous réjouir d'aider ces gens à exprimer leur colère et de leur permettre de dire : Pourquoi moi?[9].»

La dépression

«Il y a deux espèces de dépressions. Il y a tout d'abord la dépression réactionnelle. On ne se console pas de perdre un sein, par exemple, ou de se trouver désormais incapable de travailler. Ou encore de n'être pas chez soi auprès des enfants. Peut-être pouvons-nous à ce stade partager les sentiments de ces malades. Puis le patient en arrive à une deuxième sorte de dépression. Il faut bien comprendre à quel point il devient alors difficile. C'est le moment où les malades ne parlent plus, ils gardent le silence. Ils ne déplorent plus désormais les pertes qu'ils ont faites, mais celles qui vont venir. Ils ne souhaitent pas alors être dérangés par des amis ou des visiteurs. Ils dési-

8. Cf. p. 112 et 113.
9. E. Kübler-Ross, «Rencontre avec les mourants», dans *Laennec*, hiver 1974, p. 12.

rent alors voir encore une fois leurs enfants, et puis ne plus les voir. A la fin ils désirent être avec une seule personne qui puisse s'asseoir auprès d'eux et les réconforter[10].»

C'est un moment de tristesse, certes, mais aussi un temps où s'accomplit le travail de dessaisissement évoqué plus haut. Il ne serait donc pas souhaitable d'essayer de changer les sentiments de la personne, de l'orienter vers une perspective de guérison et de reprise de la vie active, de toute façon illusoire. C'est au contraire le temps de la relation silencieuse, du contact corporel à travers lequel s'expriment l'affectivité (pour les membres de la famille) et la présence attentive et discrète des autres accompagnants.

Comme le disait dans le passage cité ci-dessus Elisabeth Kübler-Ross, une relation privilégiée s'établit souvent entre le malade et un membre de l'entourage. Lequel? Pas nécessairement celui qui aura été désigné par la famille ou l'institution médicale! Il est très dur pour certains proches parents qui désirent assurer une présence auprès du mourant de découvrir qu'ils ne sont pas les mieux placés pour tenir cette place; c'est parfois, par exemple, une femme de ménage qui, très simplement, en faisant son travail, permettra au malade de se sentir compris et entouré. Tolstoï a très bien su décrire cela dans sa nouvelle, «La mort d'Ivan Illitch» : seul le valet Guérassime apporte quelque réconfort à son maître.

Accompagner

Les remarques précédentes n'ont aucunement la prétention de décrire tous les sentiments et réactions qui peuvent agiter la personne qui va vers sa mort. Les

10. *Ibidem*, p. 13.

ouvrages cités permettraient d'approfondir ce sujet. Mais ce qui a été dit ici suffit pour tirer quelques conclusions.

Le grand malade a un travail difficile à accomplir, celui du dessaisissement ou du «deuil» : cela exige de lui de changer radicalement d'attitude par rapport à la vie, et ne peut se faire qu'à travers la durée, en passant par des attitudes différentes, parfois éprouvantes pour l'entourage, mais nécessaires pour lui-même, en fonction de sa personnalité, de son tempérament, et des circonstances de sa maladie. Prendre conscience de cela permet de *ne pas porter un jugement désapprobateur.* Or nous sommes tous enclins à juger, selon notre propre tempérament et nos convictions. En l'occurrence, nous risquons tous d'*imposer à autrui notre image de la «bonne mort»* : et celle-ci consiste, pour les uns à parvenir au trépas «sans s'en rendre compte et sans poser de questions[11]», pour les autres à atteindre d'emblée la sérénité et l'acceptation paisible de la mort.

«Une des sœurs de ma communauté, disait une religieuse dans un stage de formation permanente, doit, à la suite d'une hémiplégie et d'une fracture du col du fémur, rester à l'infirmerie. Elle a 94 ans. Jusqu'à l'âge de 92 ans, elle jouissait d'une bonne santé, seule sa vue était faible. Ceci ne l'empêchait pas de sortir chaque jour et même de soigner les pieds d'une pauvre concierge qu'elle visitait régulièrement. Rien ni personne ne pouvait l'empêcher de sortir... L'immobilité à laquelle sa maladie la condamna lui fut très pénible et c'est avec une énergie farouche qu'elle se soumit aux exercices de rééducation avec l'espoir de pouvoir reprendre une activité, même réduite. Elle a du mal à accepter son état. C'est une souffrance très grande qui la rend parfois exigeante pour ses infirmières. On désirerait la voir dans une plus grande

11. Cf. le chapitre précédent.

sérénité et action de grâces pour une vie si remplie. Pour l'instant elle n'est pas résignée à son sort, loin de là, et elle lutte pour que lui soient procurés les moyens de retrouver, sinon une nouvelle jeunesse, au moins une possibilité d'être encore utile.»

On sent dans ces lignes une discrète réprobation : A 94 ans! Elle devrait se résigner! On désirerait la voir dans une grande sérénité!

Chaque personne réagit à sa façon et de plus peut évoluer. Aucun comportement stéréotypé ne permet d'accompagner vraiment un grand malade : il sera adapté à certains pour certaines phases de leur évolution, et totalement inadapté pour les autres. *Chaque personne est unique*; elle a vécu à sa façon, elle s'approchera de sa propre mort d'une manière qui lui est particulière. Il s'agit chaque fois d'essayer de comprendre, de décoder les divers messages émis, d'interpréter les attitudes et les paroles prononcées.

Assez souvent, il est possible, à condition de comprendre ainsi le malade, de nouer avec lui une relation qui lui permette d'être rejoint dans son épreuve. Celle-ci n'en sera pas abolie ni la tristesse supprimée. Mais du moins *la personne ne sera plus solitaire*; elle sera délivrée de l'intolérable sentiment d'abandon dans lequel elle était enfermée. L'expérience montre qu'alors l'angoisse est en partie soulagée et même qu'une véritable pacification peut s'opérer[12]. Cela demande évidemment du temps, de la persévérance dans la relation; mais cela permet à celui qui était placé dans une situation de non-sens et de mort avant même le trépas de retrouver une densité de vie qui ait sens à son propre jugement.

«Il ne s'agit pas de vouloir à tout prix consoler; mais plutôt d'être une présence vivante à l'écoute de celui qui

12. Cf. le chapitre précédent.

s'en va ; à l'écoute non d'un mort en puissance ne laissant qu'un vide, mais de celui qui vit une expérience, celle d'une phase importante de la vie. Et ainsi le malade pourra vivre pleinement jusqu'à sa mort ; c'est-à-dire, malgré la maladie dont la gravité lui est connue ou seulement soupçonnée, sentir qu'il demeure un être humain au sein d'une société, celle dont il a fait partie, celle qui est devenue sienne à l'hôpital ; il saura qu'il est digne de respect, qu'il continue à exister aux yeux des autres et n'est pas rejeté de la vie, qu'il est sujet d'une rencontre et non pas seulement objet de soins[13]. »

Le soin et le contact corporel

Non pas qu'il faille opposer le soin, médical ou infirmier, à l'aspect relationnel, bien au contraire. Certains des auteurs cités dans les pages précédentes accompagnent des malades « à main nue ». Elisabeth Kübler-Ross, la première, n'utilise pour entrer en relation que son regard, son écoute, sa parole ; le cas échéant le contact corporel, mais sous la forme de la spontanéité chaleureuse. Les soignants, eux, ont l'avantage d'avoir quelque chose à faire : palper, diagnostiquer les sources de douleur, prescrire, faire la toilette, donner à manger, masser, panser... Ils ont un travail à accomplir, pendant lequel ils peuvent regarder et écouter ; le geste professionnel peut devenir médiation entre le corps soigné et la main soignante, et acquérir une véritable force d'expression symbolique. Dans la mesure où le soignant maîtrise sa propre peur – parfois même son dégoût, car certains pansements, notamment, sont fort éprouvants –, il dispose ainsi de moyens privilégiés pour « entrer en contact », dans tous les sens de ce mot. A condition de savoir que

13. Dr Anne du Pontavice, « La relation avec celui qui meurt », dans *Laennec*, printemps 1984, p. 18.

faire, et d'être formé aux soins particuliers que demandent les grands malades et les mourants.

Le soin ne se limite d'ailleurs pas à une succession de gestes, il a pour but de répondre aux besoins fondamentaux du malade, de son besoin de sécurité notamment. Le seul fait de se retrouver la nuit dans une chambre obscure, hors de l'environnement familier, est source d'anxiété pour bien des malades. La présence physique dans un service hospitalier de soignants disponibles (ce qui exige, évidemment, un personnel suffisamment nombreux), prêts à répondre à tout appel, est à elle seule facteur d'apaisement. De même qu'une bonne organisation et une atmosphère de calme. Tout détail a ainsi son importance.

«Gestes du quotidien, mêlés de paroles, d'écoute silencieuse et de simple présence, s'associent aux soins du corps qui souffre et qui va mourir. Non, il ne s'agit pas uniquement de tenir des mains comme certains se plaisent à le caricaturer; il faut aussi agir, lutter médicalement et techniquement contre la douleur, bien sûr, lorsqu'elle existe, mais aussi contre le mal-être multiforme qui peut accompagner le mourir. Le confort est l'objectif, le maître-mot! Confort physique, confort psychique, fait d'une accumulation de petits détails souvent très simples. La médecine s'allie au bon sens, les soignants se relayent aidés par la famille chaque fois qu'elle le peut. L'essentiel est d'entendre, de deviner parfois le besoin et les désirs particuliers de chaque mourant, d'entrer en communication, même pour peu de temps, par la parole, par le regard, voire par le simple contact[14].»

Le médecin hospitalier cité ci-dessus accepte que les soignants soient, quand c'est possible, aidés par des membres de la famille. Et c'est certainement fort impor-

---

14. Dr Renée Sebag-Lanoé, Bulletin de l'association «Vieillir ensemble», n° 1, 1982, p. 1.

tant. Car trop souvent les proches n'osent plus toucher un malade hospitalisé; en raison de leur propre peur mais aussi parce qu'ils ressentent, à tort ou à raison, comme une interdiction. C'est dommage. A domicile, c'est bien la famille qui donne à manger au malade ayant perdu son autonomie et qui, le plus souvent, fait sa toilette. A l'hôpital, certains gestes sont pratiqués par les aides-soignants quand le malade ne peut plus les accomplir lui-même; il serait bon que les proches y participent, pour maintenir et faciliter le contact, dans sa dimension corporelle.

Les blessures de l'accompagnement

Il n'y a pas d'accompagnement respectueux du cheminement du malade sans création d'un espace de liberté. Liberté donnée au patient d'exprimer, par la parole, le regard ou le comportement, ce qu'il ressent. Liberté intérieure de l'entourage prêt à accueillir le geste de tendresse ou de remerciement, la parole de confiance ou de foi, mais aussi la plainte ou la colère. Cela suppose qu'on ne se retranche pas derrière une fonction, qu'on ne se protège pas à l'abri d'un écran fait du savoir du médecin, de la technique de l'infirmière, du rite du prêtre... ou des larmes de la famille.

S'ouvrir ainsi à l'inconnu, avec un minimum de défenses, rend vulnérable aux blessures infligées par le rapport avec la mort, et avec le mourant lui-même. Chez les membres de la famille, cela met en jeu toute la profondeur d'une affectivité qu'il s'agit à la fois de maîtriser et de laisser s'exprimer avec spontanéité. Equilibre difficile à trouver, consommateur de beaucoup d'énergie psychique. Les professionnels, eux, ont à garder, tout en restant attentifs et ouverts, une saine distance. Un engagement excessif serait mal supporté par la famille (...lorsqu'elle est vraiment présente) et produirait chez les soignants une usure rendant impossible la relation ultérieure avec d'autres grands malades. Il n'en reste pas moins que chaque professionnel sort de l'accompagnement d'un mourant plus ou moins atteint lui-même et a besoin, lui aussi, d'exprimer sa souffrance; à l'intérieur, par exemple, d'un «groupe de paroles» où chacun puisse parler, écouter et se taire, «déposer ses gestes de soignants qui parfois donnent du plaisir et parfois font mal», découvrir qui il soigne et se situer comme personne en bonne santé parmi les personnes malades de son institution sanitaire[15].

Toute blessure fait mal et met plus ou moins de temps à se cicatriser. Mais les familles qui ont réussi à accompagner un des leurs et l'ont aidé à parvenir à la pacification, ne le regrettent pas, je pense. Après le décès demeurent, évidemment, la souffrance de la séparation, et l'extrême fatigue. Mais le fait d'avoir pu exprimer son affection et «vivre-avec» le mourant adoucit chez beaucoup le côté inhumain de la mort.

Chez les soignants, ces blessures peuvent devenir destructrices si elles restent enfouies sans pouvoir être exprimées. Mais à l'inverse, la mort mise à distance, déniée et escamotée est sans doute, à la longue, beaucoup plus délétère. Je connais en tout cas beaucoup de soignants qui, ayant découvert comment accompagner les malades, y ont trouvé une grande sérénité.

L'accompagnement est donc éprouvant. Mais il n'est pas destructeur, à condition que chacun puisse recevoir le soutien nécessaire. De toute façon, les exigences de simple humanité nous y appellent. Dans la mesure où nous pouvons arracher autrui à ce qui lui apparaît un non-sens, le délivrer de ce qui l'écrase, contribuer à le faire passer d'un état générateur de désespoir à une situation où il redécouvre la possibilité de vivre, l'aider à se

---

15. Cf. Yannick Rimbert, Bulletin de l'association «Vieillir ensemble», n° 3, p. 8.

réconcilier avec les autres, avec lui-même, avec Dieu s'il croit en lui, dans la mesure où nous pouvons cela, nous sommes invités à le faire.

Les lignes précédentes sont peut-être, au goût de certains lecteurs, trop chargées de connotations religieuses. Laissons donc la parole à quelqu'un qui se déclare en dehors de toute communauté de foi : «L'accompagnement des mourants est un acte authentiquement médical que les médecins pratiquent d'ailleurs depuis l'Antiquité, mais qui évolue bien sûr lui aussi.» L'auteur évoque ensuite la création d'un «groupe de paroles». «Parler a permis d'élaborer un comportement, parler permet d'agir, non pas contre la mort, comme les soignants l'apprennent généralement, mais avec. Faire avec, c'est pouvoir vivre désormais ces agonies, ces morts et ces deuils qui se succèdent au fil des mois, plus ou moins longs, plus ou moins douloureux, plus ou moins bouleversants, mais toujours uniques, en permettant à chaque mourant de rester jusqu'au bout, pour lui-même et pour les siens, un homme ou une femme vivant, c'est-à-dire un être capable d'un désir qu'il faut pouvoir entendre et satisfaire, un être épris d'une dignité qu'il faut savoir respecter[16].»

16. Dr Renée Sebag-Lanoé, art. cit., p. 2.

CONCLUSION

Deux voies

Il n'est pas facile de côtoyer la mort et ceux qui vont mourir. Aussi la voie que ce livre essaye de décrire, ou au moins d'esquisser, apparaîtra sans doute à certains lecteurs trop ardue, sinon même utopique et impraticable. Accepter la limite des moyens médicaux, en prendre acte et décider de s'abstenir de thérapeutiques parce qu'on les juge, à certains moments, disproportionnées; orienter alors les soins, si nécessaire, vers le soulagement des inconforts et de la douleur; rester proche du malade, et lui donner la possibilité d'exprimer les sentiments qui l'agitent; ne pas précipiter la mort mais vivre au jour le jour avec celui qui meurt... N'est-ce pas trop demander à l'homme aujourd'hui? Et puisque environ 7 décès sur 10 se produisent à l'hôpital, n'est-ce pas une charge écrasante pour les professionnels de la santé?

Cette voie, ajouteront certains, accepte trop facilement la mort, et de façon trop passive; la grandeur de l'homme réside dans son pouvoir de refus et sa volonté de maîtrise. D'ailleurs, la médecine moderne est née du refus de la mort. Il y a donc une autre voie : prendre bien garde à ne pas s'avouer trop tôt battu; protéger les soignés, les familles et les soignants de la proximité avec la mort, en concentrant tous les efforts dans la lutte; et lorsque l'inévitable, quand même, approche, en éviter les affres au malade en émousssant sa conscience, en recourant aux cocktails antalgiques lourds «euthanasiants»[1], ou même en provoquant la mort. C'est d'ailleurs cela qui est majoritairement désiré aujourd'hui : «Qu'il ne se sente pas partir», demandent bien des familles.

Cette seconde voie n'est pas purement et simplement, notons-le bien, celle de l'euthanasie, mais aussi bien celle de l'opiniâtreté thérapeutique (façons opposées, mais qui peuvent se succéder, d'opposer un refus à la mort et de vouloir en acquérir la maîtrise). Elle apparaît, au premier regard, plus facile à suivre et occasionner moins de meurtrissures.

Or cela mérite d'être remis en cause; tel était d'ailleurs l'un des objectifs de ce livre. Car quel poids de tels comportements font-ils peser sur le malade contraint à taire ses soupçons, ses interrogations et son angoisse et à subir des soins excessifs destinés surtout, dans certains cas, à voiler la perspective de l'échec? Quelles en sont les répercussions sur les familles qui auront laissé partir leur proche parent sans lui dire adieu ou vivront désormais en se demandant si les professionnels de la santé n'ont pas accédé à leur vœu qu'«à partir du moment où il n'y aura plus rien à faire, ça ne dure pas trop longtemps»? Les soignants eux-mêmes sont-ils ainsi protégés du contact avec la mort, ou celle-ci reste-t-elle enfouie en eux sans qu'ils trouvent le moyen d'exprimer leur souffrance et leur insatisfaction? A trop occulter la mort, n'en renforce-t-on pas le pouvoir de susciter la peur? Et, à la longue, cela n'a-t-il pas un effet délétère et n'empêche-t-il

1. Selon l'expression du Dr E. Pichard, dans *Praticiens et 3e Age*, juin 1984, p. 203.

pas de bien soigner même ceux qui ont encore à vivre?

C'est bien ce que se demandent désormais un nombre croissant de personnes, et notamment de professionnels de la santé. «S'occuper de la mort, affirme la responsable d'un service de gériatrie, était pour nous vital, car s'occuper de la mort, c'est s'occuper de la vie : toute notre expérience nous amène à penser que le travail de notre équipe sur la mort et pour les mourants, lui permet aujourd'hui de mieux vivre et de mieux accompagner les vivants et toutes ces morts partielles que représentent les grands handicaps et notamment la démence[2].»

On voit surgir un peu partout des initiatives cherchant à réaménager le rapport avec les grands malades. Soignants, visiteurs de malades, membres d'équipes d'aumônerie s'interrogent, organisent des sessions de formation, créent des «groupes de paroles», ou s'engagent dans un travail personnel sur le plan psychologique. Ils savent bien qu'ils resteront toujours démunis devant l'épreuve d'autrui et que la mort de l'autre renvoie inévitablement à la perspective de la mort personnelle; et que, par conséquent, la relation avec le grand malade restera, le plus souvent, éprouvante. Mais ils ont pris conscience des besoins et des demandes de celui qui quitte ce monde, et des exigences de la fraternité humaine. Et ils savent que ce qui pour eux-mêmes serait destructeur, ce n'est pas l'affrontement à la mort d'autrui, mais le manque de communication et l'absence de solidarité.

---

2. Dr Renée Sebag-Lanoé, Bulletin de l'association «Vieillir ensemble», n° 1, 1982, p. 2.

BIBLIOGRAPHIE COMPLÉMENTAIRE

En plus des références données dans cet ouvrage, on peut recommander la lecture des publications suivantes :

G. Raimbault, *L'enfant et la mort,* Privat, 1975.

C. Jomain, *Mourir dans la tendresse,* Le Centurion, 1984.

C. Saunders et M. Baines, *La vie aidant la mort, Thérapeutiques antalgiques et soins palliatifs en phase terminale,* Medsi, 1986.

R. Sebag-Lanoë, *Mourir accompagné,* Desclée de Brouwer-Epi, 1986.

E. Hirsch et coll., *Partir, L'accompagnement des mourants,* Le Cerf, 1986.

Ch. Rapin et coll., *Soins palliatifs, Mythe ou Réalité ?,* Payot, Lausanne, 1987.

J. Vimort, *Ensemble face à la mort ; accompagnement spirituel,* Le Centurion, 1987.

M. Tavernier, *Ce malade qui ne sait plus guérir...,* Editions nationales administratives et juridiques, B.P. 12, 94490 Ormesson-sur-Marne (1987).

R. Schaerer et coll., *Soins palliatifs en cancérologie et à la phase terminale,* Doin, 1987.

P. Verspieren, *Le soin des personnes en fin de vie, aspects éthiques,* cours et dossier documentaire, Centre Sèvres, 35, rue de Sèvres, 75006 Paris (1987).

REVUES

Jusqu'à la mort accompagner la vie, 12, rue Montorge, 38000 Grenoble.

Accompagner, secrétariat du Dr Sebag-Lanoë, Hôpital Paul Brousse, 94804 Villejuif Cedex.

Laennec, 12, rue d'Assas, 75006 Paris.

Etudes, 14, rue d'Assas, 75006 Paris, avec des articles de R. McCormick (réanimation néo-natale, nov. 1982), P. Verspieren (euthanasie, janvier 1984), M. Abiven (soins palliatifs, nov. 1986). E. Goldenberg (souffrance des soignants, nov. 1987).

Médecine de l'Homme, 5, avenue de l'Observatoire, 75006 Paris (Soins palliatifs et accompagnement, juillet-août 1985).

La Revue du Praticien, 10, rue Thénard, 75005 Paris (Soins palliatifs terminaux, 11 févr. 1986 ; numéro disponible à l'A.S.P., 66, rue Boissière, 75116 Paris).

TABLE DES MATIÈRES

IMPRIMI POTEST
Paris, le 7 septembre 1984
H. Madelin, s.j.

IMPRIMATUR
Paris, le 14 septembre 1984
E. Berrar, v.é.

6e édition - 17e mille

Achevé d'imprimer en novembre 1987
dans les ateliers de Normandie Impression S.A.
61000 Alençon - France
N° d'éditeur : 87-101. Dépôt légal : novembre 1987